Psychosoziale Behandlungsverfahren
in der Ergotherapie

Neue Reihe Ergotherapie
Herausgeber: Deutscher Verband der Ergotherapeuten
(Beschäftigungs- und Arbeitstherapeuten) e.V.
Reihe 5: Fachbereich Ausbildung
Band 7

Psychosoziale Behandlungsverfahren in der Ergotherapie

Ein Curriculum für den Fachbereich Psychiatrie / Psychosomatik

Erstellt von der "Arbeitsgruppe Ergotherapeutischer Schulen"
unter ständiger Mitarbeit von:
Gisela Beyermann, pädagogische Mitarbeiterin, Langensteinbach
Barbara Dehnhardt, Ausbildungsleiterin, Hannover
Frauke Drees, Ausbildungsleiterin, Langensteinbach
Karin Götsch, Ausbildungsleiterin, Frankfurt
Maria Miesen, Lehrkraft, Frankfurt
Dorothea Müller-Janssen, Ausbildungsleiterin, Wannseeschule Berlin
Sabine Prove, Lehrkraft, KBoN Berlin
Ingrid Scheiber, Lehrkraft, Hannover
Friederike Steier, ehemals pädagogische Mitarbeiterin, Essen
Peter Vollmers, Ausbildungsleiter, KBoN Berlin

Schulz-Kirchner Verlag

Idstein 1994

Die Deutsche Bibliothek - CIP-Einheitsaufnahme

Psychosoziale Behandlungsverfahren in der Ergotherapie:
Ein Curriculum für den Fachbereich Psychiatrie/Psychosomatik /
erstellt von der "Arbeitsgruppe Ergotherapeutischer Schulen". -
1. Aufl. - Idstein : Schulz-Kirchner, 1994
(Neue Reihe Ergotherapie : Reihe 5 ,
Fachbereich Ausbildung ; Bd. 7)
ISBN 3-8248-0134-5
NE: Neue Reihe Ergotherapie / 5

1. Auflage 1994
ISBN 3-8248-0134-5

Scripterstellung: Jutta Kowert
Umschlagentwurf: Joh. Borgers
Druck und Bindung: Rosch-Buch, Hallstadt
Printed in Germany

INHALT

VORWORT

Das hier vorgestellte Curriculum für den Fachbereich Psychiatrie in der Ergotherapie-Ausbildung ist das Ergebnis einer Zusammenarbeit von 6 Ergotherapieschulen.

In der ständigen Konferenz der Schul- und Ausbildungsleiter gab es immer wieder Bestrebungen, ein gemeinsames verbindliches Basiscurriculum zu entwickeln, da die seit 1977 vorliegende Ausbildungs- und Prüfungsordnung einen geringen Differenzierungs- und Präzisierungsgrad aufweist.

Im Dezember 1988 gründete sich eine von der oben genannten Konferenz unabhängige Arbeitsgemeinschaft (AG) ergotherapeutischer Schulen. Folgende Ergotherapieschulen gehören dieser AG an: KBoN Berlin, Wannsee-Schule Berlin, Essen, Frankfurt, Hannover und Karlsbad-Langensteinbach.

Ziel der AG ist die Entwicklung einer einheitlichen Ausbildung, basierend auf einem gemeinsamen Grundverständnis von Lehrprinzipien und Lehrinhalten. Über diese Basis hinaus sollen die jeweiligen spezifischen Anliegen der Schulen gewahrt bleiben.

Diese Zusammenarbeit der AG-Mitglieder über nunmehr 4 Jahre war streitbar und nicht immer einfach, sie war jedoch für alle Beteiligten stets ein fruchtbarer Prozeß der inhaltlichen Weiterentwicklung und Fortbildung.

Am Anfang diskutierte die AG grundsätzliche Fragen zum Berufsbild und zu beruflichen Kompetenzen, stellte die Frage nach grundlegenden Handlungsmaximen und erörterte die Funktion von Curricula für die ergotherapeutische Ausbildung.

Im Verlauf der gemeinsamen Arbeit ergaben sich immer wieder notwendige kontrovers geführte Diskussionen zu zentralen Fragen wie

- was sind wesentliche Inhalte und Ziele der ergotherapeutischen Berufstätigkeit heute?

- welches Selbstverständnis charakterisiert das Berufsbild des Ergotherapeuten?

- mit welchen Modellen und Begriffen ist die Ergotherapie zu beschreiben?

- an Hand welcher Prinzipien und Methoden kann oder soll sie in der Ausbildung vermittelt werden?

Die AG entschied zunächst, exemplarisch für den Fachbereich Psychiatrie/Psychosomatik ein Curriculum zu entwickeln. Nicht ausführlich berücksichtigt wurden dabei Spezialgebiete wie Kinder- und Jugendpsychiatrie, Gerontopsychiatrie und Forensische Psychiatrie.

Die vorliegende Arbeit umfaßt die medizinischen und sozialwissenschaftlichen Grundlagen, die psychosozialen Behandlungsverfahren und die praktische Ausbildung. Therapeutische Mittel (handwerklich-gestalterische Techniken, Spiel usw.) wurden in dieses Curriculum nicht aufgenommen.

Die Auswahl der medizinischen und sozialen Inhalte hat sich orientiert an den psychosozialen Behandlungsverfahren der Ergotherapie.

Parallel zu dieser AG arbeitete eine Arbeitsgruppe des Deutschen Verbandes der Ergotherapeuten an einer Weiterbildung zum Fachergotherapeuten in der Psychiatrie sowie eine Projekt-Arbeitsgruppe des Bundesministeriums für Arbeit, die einen Novellierungsentwurf der Ausbildungs- und Prüfungsordnung für die Ausbildung zum Ergotherapeuten entwickelte. Die AG hat inhaltliche und terminologische Aspekte mit diesen beiden anderen Arbeitsgruppen soweit wie möglich abgestimmt.

(Im folgenden Text wird entweder die männliche oder weibliche Form aus Gründen der besseren Handhabbarkeit gewählt, gleichwohl sind immer beide Geschlechter angesprochen).

I. Allgemeine Standortbestimmungen

1. Berufsbild

1.1 Paradigmen der Ergotherapie

Die Ergotherapie (ET) ist ein junger Beruf, der sich jedoch in den vergangenen 40 Jahren in Deutschland schnell weiterentwickelt hat. Sie befaßt sich mit der Handlungsfähigkeit des Menschen, bezogen auf seine ganze Lebenswelt. Zur Erreichung der Handlungsfähigkeit setzt die Ergotherapie handwerklich/gestalterische Tätigkeiten, Alltagsaktivitäten und Arbeit als Mittel ein.

Das Berufsverständnis von ET wird geprägt durch eine Reihe von zentralen Sichtweisen:

- Krankheit und Behinderung sind durch Tätigkeit positiv beeinflußbar

- Die Fähigkeit, handeln zu können und Kontrolle über sich zu haben, ist für den Menschen essentiell

- Körper, Geist und Seele bilden eine Einheit im menschlichen Sein und Tun

Diese implizierten Grundannahmen geben noch kein Gesamtbild der Ergotherapie. In den Jahren der bisherigen Entwicklung hat sie zwar die unterschiedlichsten theoretischen Ansätze und Ergebnisse aus Medizin, Pädagogik, Psychologie und Soziologie in ihren Arbeitsbereich integriert, modifiziert und weiterentwickelt. Sie verfügt aber bislang aber noch nicht über eine eigene Theorie, über eine eigene geschlossene Konzeption, die sie ihren Behandlungsverfahren zugrundelegen könnte.

Für die berufliche Identität wird es künftig immer wichtiger werden, an einer eigenen ausformulierten Theorie zu arbeiten.

Ein erster Ansatz dazu wäre, die fachspezifischen Behandlungsverfahren und die Anwendung therapeutischer Mittel noch genauer zu definieren, sie in ihren Besonderheiten zu beschreiben und nicht zuletzt ihre Wirksamkeit einer Evaluation zu unterziehen.

Darüber hinaus wäre es notwendig, das "Wesen" von Ergotherapie deutlicher herauszuarbeiten.

Dieses Theoriedefizit kann im Rahmen dieser Arbeit nicht eingelöst werden. Im folgenden werden einige zentrale Aspekte, die das Wesen ausmachen, dargelegt.

1.2 Ergotherapie als eigenständige Therapieform

Die ergotherapeutische Arbeit umfaßt 4 Phasen:

- die ergotherapeutische Diagnostik
- die ergotherapeutische Behandlungsplanung
- die ergotherapeutische Behandlungsdurchführung sowie die begleitenden Maßnahmen, z.B. Hilfsmittelherstellung, -versorgung, -training, Beratung)
- die Evaluation ggf. Revision.

Die Ergotherapie verfügt über grundlegende Behandlungsverfahren:

- motorisch-funktionelle Verfahren
- neuropsychologische Verfahren
- neurophysiologische Verfahren

- psychosoziale Verfahren
- arbeitstherapeutische Verfahren
- adaptive Verfahren *

Jedes Verfahren nutzt verschiedene Methoden und innerhalb einer Behandlung können mehrere Verfahren angewandt werden, es kann aber auch ein Verfahren im Vordergrund stehen.

Bei der Auswahl der Verfahren, der Zielformulierung für die Behandlung, der Wahl der therapeutischen Mittel, den Variablen des Therapeutenverhaltens werden im Sinne eines ganzheitlichen Konzeptes physiologische, psychologische und soziale Bezüge berücksichtigt.

Wie schon oben erwähnt, nutzt die Ergotherapie viele Wissensbestände und methodische Ansätze aus anderen Disziplinen, integriert sie jedoch unter eigenen Gesichtspunkten. Diese Integration ist an vier Komponenten geknüpft:

* Nähere Ausführungen dazu im Projektbericht Überlegungen zur Anpassung der APrO 1990.

a) Ergotherapeutisches Arbeiten meint immer "Handeln"

Patienten erfahren, erkennen und erlernen neue oder verlorene Kompetenzen durch therapeutisch geleitete Handlungen, die sie selber ausführen.

In jedem Handeln, in jedem sozialen oder körperlichen Tätigsein werden alle Leistungsbereiche des Menschen angesprochen.
Seine Sinne, seine motorischen Kompetenzen und sozialen Fähigkeiten werden in intra- sowie interpersonaler Hinsicht gefördert.

b) Ergotherapeutisches Arbeiten meint ein "Drittes"

Ergotherapeutisches Arbeiten meint zumeist, daß sich das Handeln von Therapeut und Patient auf ein gemeinsames Drittes bezieht:

- ein Produkt, das hergestellt, erarbeitet wird
- eine Aufgabe, die gelöst wird
- eine Aktion, die durchgeführt wird.

c) Ergotherapeutische "Mittel und Medien im Prozeß"

Im Mittelpunkt vieler ergotherapeutischer Handlungsvollzüge steht das Arbeiten mit therapeutischen Mitteln und Medien, d.h. der handwerkliche oder gestalterische Prozeß.

d) Ergotherapie meint "Prävention und Rehabilitation"

Es geht nicht nur um den Erwerb verlorengegangener oder neuer Kompetenzen, es geht auch um den Umgang mit kompensatorisch-adaptiven Hilfen und Hilfsmitteln .

1.3 Ergotherapie ist Lernen durch Handeln

Ergotherapeutische Verfahren bedienen sich stets eines Mediums, das Handeln erforderlich macht. Ergotherapie ist deshalb ein therapeutischer Prozeß, der auf Aktivitäten beruht. Durch die Auseinandersetzung mit den Therapiemitteln ist es dem Patienten möglich, Lern-, Arbeits- und Entwicklungsergebnisse eindeutiger zu erfahren. Über das Tun kann er Lösungsstrategien für die relevanten täglichen Probleme erarbeiten.

Durch die Bedeutung des Handelns gewinnt die Ergotherapie ein eigenständiges Profil.

Die in der Ergotherapie indizierten Handlungen lassen sich wie folgt unterteilen in

- Handeln durch Arbeit und Produktivität

  Hierzu zählen therapeutische Angebote, die Handlungserfahrung durch gezielte Planung und den Prozeß der Herstellung eines Produktes vom Beginn bis hin zum Endprodukt ermöglichen.

  Die Handlungserfahrungen können sich auf motorische, kognitiv-perceptive Anforderungen, psychodynamische und soziale Aspekte beziehen.

- Handeln durch gestalterisch-schöpferisches Tun

  In der gestalterischen Auseinandersetzung und im Ausdruck kann der Mensch sich selbst und anderen begegnen. Durch die Auseinandersetzung mit Materialien unter kreativen Gesichtspunkten können Handlungen und Erlebniserfahrungen stimuliert werden.

- Handeln durch Körpererfahrung und Stimulation

  Durch gesteuerte Bewegungserfahrung und gezielte Stimulation kann die Wahrnehmung des eigenen körperlichen und/oder psychischen Selbst verbessert werden.

- Handeln durch Alltagsaktivitäten mit technischen Hilfen und Adaptationen

  Das Üben alltagsorientierter Handlungen ermöglicht es Patienten, eigene Schwierigkeiten im Lebensalltag einschätzen zu lernen und Lösungsstrategien zu entwickeln.

1.4 Ganzheitliches Denken in der Ergotherapie

Dem Prinzip der Ganzheitlichkeit liegt die Annahme zugrunde, Basis von Gesundheit sei eine Balance zwischen Körper, Geist und Seele.

Statt Probleme von Patienten ausschließlich auf Krankheiten und die ihnen zugeordneten Symptome bzw. auf den isolierten Funktionsausfall zu beziehen, betrachten Ergotherapeuten sie unter dem Gesichtspunkt der eingeschränkten Handlungsmöglichkeiten. Die Auswirkungen dieser Handlungsdysfunktion hängen von der Art der Tätigkeiten ab, die eine Person tun möchte oder tun muß. Sie müssen vor dem Hintergrund der Umstände gesehen werden, die auf das tägliche Leben des Patienten wirken.

Die Geschehnisse in einem Krankheitsprozeß sind selten nur eindimensional. Ganzheitlichkeit bedeutet deshalb, daß in der Ergotherapie nicht nur der Bereich der Primärerkrankung gesehen, sondern auch berücksichtigt wird, daß weitere Faktoren sich hemmend oder fördernd auf den Behandlungsprozeß auswirken.

So kann es z.B. nicht nur darum gehen, daß bei einer Schädigung der motorischen Fähigkeiten nur diese betrachtet werden. Es müssen auch andere physiologische, psychologische und soziale Faktoren berücksichtigt werden, z.B.

- in physiologischer Hinsicht:
  welche Sekundärerkrankungen liegen noch vor, welche Rolle spielen Konstitution, Alter

- in psychologischer Hinsicht:
  wie groß ist die Krankheitseinsicht oder -akzeptanz, wie groß die sonstige psychische Belastung bzw. Konstitution

- in sozialer Hinsicht:
  in welchen Lebensvollzügen, welchem sozialen Umfeld lebt der Patient, wie weit setzt die soziale Situation der Rehabilitation Ziele und Grenzen.

Ganzheitlichkeit im Rahmen der Ergotherapie heißt also zu jeder Zeit, die physischen, psychischen und kognitiven Bedürfnisse des Patienten in die Therapie miteinzubeziehen und den Patienten im Kontext seiner sozialen Bezüge wahrzunehmen und diese bei der Therapie zu berücksichtigen.

1.5 Systemisches Denken in der Ergotherapie

Der ganzheitliche Anspruch fordert die Ergotherapeuten dazu auf, eine Sichtweise und Verfahrensprozesse zu entwickeln, die gewährleisten, daß die Details der verschiedenen Lebensvollzüge wahrgenommen und analysiert werden und trotzdem zu einem begründeten ganzheitlichen Bild zusammengesetzt werden können.

Hierzu versucht die Ergotherapie, Prinzipien der soziologischen Systemtheorie zu nutzen. Mit systemischem Denken ist nicht nur die psychologisch-therapeutische Richtung gemeint, die Gruppen- und Familienprozesse systematisch analysiert und therapiert, sondern eine für alle ergotherapeutischen Arbeitsbereiche und Behandlungsverfahren grundlegende Sicht- und Verfahrensweise.

Der Mensch wird als soziales System aufgefaßt, das alle seine physiologischen und sozialen Einheiten und Prozesse umfaßt. Dieses System kann in unterschiedlicher Weise gestört sein.

Ein System ist in der Lage, sich selbständig oder durch Hilfe von außen zu verändern. Der Ergotherapeut versucht, Hilfe von außen zu geben.

Dabei setzt er bei den Möglichkeiten des Patienten an, indem er Orientierungshilfen gibt oder Funktionen trainiert. Unter Umständen geht es aber auch um eine Veränderung der sozialen Umwelt.

Diese Kombination ganzheitlichen Anspruchs und systemischer Sicht- und Arbeitsweise soll es ermöglichen, weder allein den "Wald" noch allein die "Bäume" zu sehen sondern beide in ihrer Komplexität und Interdependenz zu erfassen.

1.6 Prozeßorientiertheit in der Ergotherapie

Mittelpunkt im Geschehen von Ergotherapie bildet eine Aktivität.

Die Aktivität wird durch verschiedene Medien ausgelöst, seien sie nun handwerklicher oder gestalterischer Art, seien es planerisches Vorgehen oder arbeitsweltorientierte Tätigkeiten oder Handlungen des Alltags.

Wenn von prozeßorientierter Ausrichtung in der Ergotherapie gesprochen wird, so meint dies, daß nicht das Endprodukt der Handlungen die zentrale Rolle spielt sondern der Weg dorthin.

Ergotherapie geht davon aus, daß im gesamten Verlauf des Handlungsprozesses Lernchancen für den Patienten liegen und daß auch die therapeutischen Steuerungsmöglichkeiten auf den Prozeß bezogen sind. Das Endprodukt spielt dabei eine nachgeordnete Rolle.

Prozeßorientiertheit muß sowohl für die Einzelaktivität als auch für die Gruppenaktivität Gültigkeit besitzen. In der Gruppensituation ist das Geschehen jedoch noch komplexer, weil hier Faktoren der Gruppendynamik mit einfließen.

Prozeßorientiertes Vorgehen bedeutet also, daß der Ergotherapeut den Patienten während des gesamten Vorgangs der Aktivität aufmerksam begleitet, er sich nicht nur auf unmittelbare Leistungskomponenten bezieht oder auf das Produkt, sondern seine Wahrnehmung auf Dimensionen, auf Verlauf und Entwicklung ausrichtet. Dabei müssen bestimmte Prinzipien berücksichtigt werden:

- dem jeweiligen Entwicklungs- und Leistungsstand des Patienten angepaßt handeln
- den jeweiligen Motivationsgrad des Patienten berücksichtigen
- dem Patienten Veränderungen bewußt machen
- das Behandlungsziel im Auge behalten
- Aktivitäten anbieten, die für den Patienten von Bedeutung sind und von ihm akzeptiert werden
- kognitives, psychisches und körperliches Geschehen reflektieren.

1.7 Allgemeine Prinzipien therapeutischer Arbeit

In einigen grundsätzlichen Haltungen trifft sich die ET mit anderen Berufen oder therapeutischen Schulen (vgl. Rogers Carl, Lernen in Freiheit, 1974)

- Lernen als Grundbedürfnis

  Ergotherapie geht davon aus, daß Lernen ein natürliches Grundbedürfnis des Menschen ist. Unabhängig vom Alter und von der Erkrankung sucht Ergotherapie mit dem Patienten Möglichkeiten, mit der Erkrankung oder Behinderung besser zu leben. Sie trägt entweder zu ihrer Heilung, zu ihrer Kompensation oder zu ihrer Verarbeitung bei.

- Lernen als Lösen relevanter Probleme

Ergotherapie geht davon aus, daß der Patient erfolgreich behandelt wird, effektiver lernt, wenn der Lerninhalt, die Behandlung von dem Patienten als wichtig und nützlich wahrgenommen wird. Dies geschieht besonders, wenn es dem Ergotherapeuten gelingt, mit dem Patienten Lösungen für dessen relevante, tagtägliche Probleme zu erarbeiten.

- Lernen in entspannter Atmosphäre

Ergotherapie geht davon aus, daß Patienten für den Behandlungsprozeß besser motiviert sind, weniger Widerstand aufbauen, wenn eine entspannte und nicht bedrohliche Situation und Perspektive aufgebaut wird. Deswegen wird der Beziehung zwischen Therapeut und Patient eine große Bedeutung zugewiesen.

- Selbstverantwortliches Lernen

Ergotherapie geht davon aus, daß der Behandlungs- und Lernprozeß durch die Mit-, ja Selbstbestimmung des Lernwegs gefördert wird. Wo es möglich ist, sollte der Patient bei den anstehenden Entscheidungen beteiligt werden.

- Selbstbeurteilung der Lernergebnisse

Ergotherapie geht davon aus, daß die Beurteilung der Lern-, Arbeits- bzw. Behandlungsergebnisse durch den Patienten selbst wichtig ist, da so Selbstvertrauen und Selbsteinschätzung gefördert werden. Dies wird z.B. dadurch ermöglicht, daß das handwerkliche Produkt dem Patienten die eigenen Leistungen, Fortschritte aber auch Defizite vor Augen führt.

Die hier aufgeführten Aspekte von ergotherapeutischem Grundlagendenken zeigen recht deutlich den Wandel des Berufsbildes, wenn man es mit einer Definition aus dem Jahre 1958 vergleicht:

"Beschäftigungstherapie ist jede Betätigung körperlicher oder seelisch-geistiger Art, die vom Arzt verordnet und unter Anleitung einer(s) Beschäftigungstherapeutin(en) ausgeführt, dazu beiträgt, den Gesamtzustand des Patienten zu bessern. Durch die Beschäftigungstherapie sollen Interesse und Lebensmut geweckt und gefördert werden, um Behinderungen, gleich welcher Art, überwinden zu helfen."

entnommen aus:
Marquardt: Geschichte und Aufgaben des Verbandes der Beschäftigungs-und Arbeitstherapeuten,Wirtschaftsverlag 1988, S. 54 + 55

2. Berufskompetenzen

2.1 Sachkompetenz

Übergeordnetes Ziel ergotherapeutischer Arbeit ist es, erkrankte oder behinderte Menschen zu einer weitgehenden Selbständigkeit im Sinne einer Verbesserung der Lebensqualität zu führen. Hierzu verwenden die Ergotherapeuten ein alltags- und handlungsorientiertes Konzept unter Einbeziehung von Therapiemitteln, die praktische Aktivitäten erfordern. Das heißt, die Ergotherapeuten setzen handwerkliche und gestalterische Prozesse sowie lebenspraktische Handlungen als Mittel gezielter therapeutischer Maßnahmen ein.

Im beruflichen Alltag sind Ergotherapeuten sowohl mit physiologischen und pathologischen Abläufen und Zusammenhängen als auch mit psychologischen, sozialen und beruflich-rehabilitativen Fragestellungen konfrontiert.

Der Ergotherapeut erstellt auf der Basis von medizinischem, sozialwissenschaftlichem und fachspezifischem Wissen selbständig Behandlungskonzepte.

Der erste Schritt ergotherapeutscher Behandlung ist die Erfassung der aktuellen Situation des Patienten. Es geht nicht darum, ihn ausschließlich aus medizinischem Blickwinkel zu sehen, sondern ihn in seiner körperlichen, geistigen und psychischen Verfassung sowie in seinem sozialen Umfeld ganzheitlich zu begreifen.

Die ergotherapeutische Tätigkeit beinhaltet:

- den Aufbau und die Gestaltung der therapeutischen Beziehung

- die ergotherapeutische Diagnostik (Befunderhebung)

- die Bestimmung und Hierarchisierung der Behandlungsziele

- die Auswahl eines oder mehrerer Behandlungsverfahren

- die Analyse und Auswahl indizierter Behandlungsmethoden und Therapiemittel

- das Erstellen des Behandlungsplanes

- die Durchführung der Behandlung

- die Reflexion und Revision der Behandlung

- die Erfassung und Gegenüberstellung von Anforderungs- und Leistungsprofilen sowie die Entwicklung entsprechender beruflich-rehabilitativer Förderungsprogramme

Für die Qualifizierung von Ergotherapeuten in der Ausbildung ist zu berücksichtigen, daß die spätere Arbeit einen adäquaten Umgang mit den Ergebnissen ausgewählter wissenschaftlicher Disziplinen voraussetzt. Im Zentrum steht jedoch die Kenntnis fachspezifischer Behandlungsverfahren und deren Integration in andere Wissensgebiete.

Bezogen auf Ausbildungsinhalte bedeutet dies, daß die angehenden Ergotherapeuten ein breites Spektrum von unterschiedlichen Behandlungsverfahren, Behandlungsmethoden und therapeutischen Mitteln kennenlernen müssen.

Bei der Vermittlung handwerklicher und gestalterischer Techniken geht es vor allem darum, Lern- und Erfahrungsmöglichkeiten im Prozeß der Gestaltung und Herstellung zu ermöglichen, die Bedeutung von Material und Produkt zu erfassen, Arbeitsvorgänge und -prozesse zu analysieren und Anforderungsprofile zu erstellen. Letzteres setzt den Erwerb handwerklicher und gestalterischer Fähigkeiten und Belastungserfahrung sowie Kenntnisse in der Material- und Werkzeugkunde voraus. Der Schüler soll in der Lage sein, handwerkliche und gestalterische Tätigkeiten als Therapiemittel gezielt einsetzen zu können.

Im Bereich der Hilfen zur Alltagsbewältigung gilt es, die Patienten in ihren persönlichen und beruflichen Belangen zu unterstützen. Deshalb benötigt der Schüler Kenntnisse über adaptive/kompensatorische Verfahren.

2.2 Wahrnehmungskompetenz

Wesentlicher Bestandteil ergotherapeutischer Arbeit ist die Fähigkeit zur differenzierten Wahrnehmung. Dazu gehören sowohl die ungerichtete als auch die gezielte Wahrnehmung komplexer und detaillierter Phänomene im therapeutischen Prozeß.

Neben der Fähigkeit zur Fremdwahrnehmung ist die zur Eigenwahrnehmung und Reflektion von entscheidender Bedeutung. Der Ergotherapeut muß nach therapierelevanten Kriterien strukturiert und kontrolliert Gegenstände, Prozesse und Zustände beobachten, Beobachtungsfehler kennen und vermeiden, Verhalten differenziert analysieren und beurteilen können.

Die Beobachtung und Analyse trägt neben der medizinischen Diagnose wesentlich zur Entwicklung einer Zielsetzung für die Behandlung bei.

Der Ergotherapeut muß auch in der Lage sein, aus Beobachtungen Konsequenzen zu ziehen, z.B. Zielsetzungen zu verändern und somit die Behandlung an den sich ständig verändernden Prozeß anzupassen. Im einzelnen muß er auf der Grundlage seiner Sachkompetenz fähig sein, Sozialverhalten, Ausdrucks- und Affektverhalten sowie Aspekte kognitiver und motorischer Funktionen zu erfassen.

Um Patienten dabei zu unterstützen, psychische und physische Fähigkeiten adäquat zu entwickeln und einzusetzen, brauchen Therapeuten auch einen Zugang zu sich selbst. Jede Wahrnehmung im therapeutischen Kontext setzt Aufgeschlossenheit nicht nur gegenüber anderen Menschen voraus. Vielmehr muß der Therapeut auch fähig sein zur Introspektion in eigenes Erleben und Fühlen.

Der Ergotherapeut muß deshalb über eine angemessene Selbsteinschätzung verfügen, eigenes Verhalten und eigene Handlungen reflektieren und einordnen können und sich eigener Gefühlszustände bewußt sein. Er muß aber auch über ein gutes Körperschema verfügen und selbst in Bewegungsplanung und -ausführung adäquat koordiniert sein bzw. seine eigenen Defizite kennen. Der Erwerb von Wahrnehmungskompetenz innerhalb der Ausbildung muß fächerübergreifend und mehrdimensional angelegt sein.

Zum einen gilt es, den Schülern Kriterien und Inhalte zu vermitteln, die ihnen dabei helfen, Wahrgenommenes zu registrieren und zu strukturieren, und die ihnen aufzeigen, unter welchen Gesichtspunkten das Wahrgenommene einzuordnen ist. Darüber hinaus ist die erworbene Sachkompetenz notwendige Voraussetzung, um das Geschehene analysieren und ordnen zu können.

Der zweite Schritt zur Schulung der Wahrnehmungskompetenz ist, die Schüler zur Eigenwahrnehmung zu führen und sie Selbst- und Fremdwahrnehmung aufeinander beziehen zu lassen. Die dadurch entstehenden Spannungen sollten erkannt und ausgehalten werden, um das Erleben für die therapeutische Arbeit zu nutzen. Diese Ziele können vor allem im Unterricht mit Selbsterfahrungsanteil und beim Erlernen handwerklicher und gestalterischer Techniken verwirklicht werden.

2.3 Sozialkompetenz

Die Arbeit als Ergotherapeut setzt vielfältige soziale Kompetenzen voraus, da sie sich in der Beziehung zwischen Menschen vollzieht, also Kontakt- und Vermittlungsfähigkeit erfordert. Der Ergotherapeut muß Initiativen ergreifen, um Kontakte zu unterschiedlichen Menschen aufzunehmen. Bei diesen handelt es sich um Patienten, Patientengruppen, Angehörige, aber auch um Teammitglieder der eigenen oder anderer Berufsgruppen. Er muß dazu die Fähigkeit besitzen, interaktionelles Geschehen zu überschauen und zu steuern, zuzuhören und Gespräche zu führen, Kommunikationsstörungen und Konflikte zu erfassen sowie bei deren Lösung behilflich zu sein. Im Kontakt mit Patienten ist es erforderlich, daß er mit den unterschiedlichen Bedürfnissen nach Nähe und Distanz angemessen umgehen und daß er verschiedene Rollen und Funktionen bewußt einnehmen und die damit verbundenen Aufgaben wahrnehmen kann.

Sozialkompetenz ist zudem im Austausch und in der Zusammenarbeit mit den Mitgliedern des therapeutischen Teams erforderlich. Es ist wichtig, konstruktiv mit Meinungsverschiedenheiten umzugehen und Konflikte zu lösen. Im sozialen Umgang miteinander müssen Ergotherapeuten in der Lage sein, eigenes Verhalten zu reflektieren, Vorgehensweisen zu begründen und flexibel korrigierend zu handeln.

In der Ausbildung muß der Schüler lernen, erworbenes Wissen aus dem Bereich der Sozialwissenschaften (z.B. Kommunikationsmodelle, Sozialisationstheorien, tiefenpsychologische Theorien) für das eigene Verhalten zu nutzen. Durch die Selbsterfahrung sollen Schüler erleben, daß ihr Denken und Fühlen das Handeln beeinflußt.

Sie sollen zur Auseinandersetzung mit differenzierter Wahrnehmung und bewußtem Verhalten hingeführt werden und eine Vertiefung der Erkenntnisse aus dem sozialwissenschaftlichen Unterricht erfahren.

Darüber hinaus sollen die Schüler ihre Beziehungsfähigkeit in der Auseinandersetzung und Erfahrung mit anderen Schülern, Lehrkräften und Patienten reflektieren und erweitern. Sie müssen lernen, Interaktionsprozesse einzuleiten, zu strukturieren und zu begleiten, Störungen aufzugreifen und adäquat damit umzugehen. Dazu müssen sie notwendigerweise auch in der Lage sein, divergierende und spannungserzeugende Gefühle, Meinungen und Haltungen zu ertragen.

2.4 Handlungskompetenz

Handlungskompetenz ergibt sich aus der Integration von Sachkenntnis, Wahrnehmungsfähigkeit und sozialer Fähigkeit in der therapeutischen Situation.

Bei jeder Behandlung verknüpfen Ergotherapeuten ihre Wahrnehmung mit ihrem Sachwissen, um einen differential-diagnostischen Befund zu erheben, diesen auszuwerten und einen Behandlungsplan zu erstellen. Das bedeutet, sie müssen ergotherapeutische Ziele bestimmen, optimale Verfahren, Methoden und die geeigneten Medien auswählen und den Behandlungsablauf festlegen. Sie müssen den Behandlungsplatz einrichten, die Medien adäquat einsetzen oder anwenden, den Patienten gezielt anleiten, unterstützen und ggf. korrigieren.

Der Schwerpunkt des therapeutischen Prozesses liegt dabei weder auf rein verbaler Ebene noch in der Gestaltung und Herstellung handwerklicher Produkte, sondern darin, dem Patienten Lern- und Erfahrungsmöglichkeiten zu eröffnen. Der Ergotherapeut ermöglicht den Patienten, im Handeln Kompetenzen wiederzugewinnen bzw. zu erweitern. Er begleitet sie bei auftretenden Schwierigkeiten und hilft ihnen, individuelle Problemlösungen zu finden und zu nutzen.

Zur Behandlung gehört auch die Information und Beratung der Patienten und ggf. der Angehörigen.

Die Arbeit des Ergotherapeuten erfordert darüber hinaus administrative und organisatorische Fähigkeiten. Die Therapien sind zu dokumentieren sowie statistisch zu erfassen und auszuwerten. Verwaltungsaufgaben wie Terminplanung, Abrechnung, Materialbeschaffung und dergleichen müssen bewältigt werden, damit der organisatorische Ablauf einer Abteilung gewährleistet ist.

Zur Handlungskompetenz zählt auch, daß die Ergotherapeuten ihren Beruf darstellen und vertreten. Dies erfordert eine ständige Auseinandersetzung mit dem Berufsbild und die Ausbildung einer beruflichen Identität.

Aus diesen Anforderungen ergibt sich für die Ausbildung, daß der Erwerb von fachspezifischem Wissen den zentralen Raum einnehmen muß. Die Schüler müssen in der Lage sein, ihr Wissen und ihre Fähigkeiten aus sehr verschiedenen Bereichen zu integrieren und für Patienten nutzbar zu machen.

3. Situationsbeschreibung

3.1 Zur Situation der Psychiatrie heute

Seit dem Beginn der Psychiatriereform in den alten Ländern der Bundesrepublik Deutschland in den 60er Jahren sind bald 3 Jahrzehnte vergangen. Die damaligen Mißstände wurden von einer Expertenkommission, die 1971 von der Bundesregierung einberufen wurde, dargelegt. Aus der Analyse der Ist-Situation entwickelte sie Empfehlungen zur Verbesserung und Neugliederung der Versorgung psychisch Kranker. In einem Modellprogramm fanden diese Vorschläge mit der Errichtung von ambulanten, teilstationären und flankierenden Einrichtungen und darüber mehr Gemeinde- und Lebensnähe für die Betroffenen, ihre erste Umsetzung. Die 1988 vorgenommene Auswertung dieser Reformbemühungen sowie die Ergebnisse des Modellverbundes, in welchem Einzelvorhaben entsprechend der Psychiatrie-Enquête seit 1976 gefördert wurden, stellten folgende Situation dar:

Die Zahl der behandlungsbedürftigen Bürger beträgt pro Jahr 10-12,5 % der Gesamtbevölkerung, das sind 6-8 Millionen. 1,6 Millionen erhalten Hilfe durch niedergelassene Nervenärzte, 200.000 durch psychiatrische Krankenhäuser und Abteilungen und weitere 3 Millionen durch niedergelassene Allgemeinärzte und Internisten. Nicht nur in der BRD (alte Bundesländer) sondern international wird ein Anstieg von Abhängigkeitskranken und psychischen Alterskrankheiten verzeichnet. Die Versorgungsangebote haben sich für einige Patientengruppen durch die Reformbemühungen verbessert. Insbesondere für chronisch psychisch Kranke ist sie aber nach wie vor ungenügend. Von den 500.000 chronisch psychisch Kranken leben 60.000 als Pflegefälle in den Langzeitbereichen der psychiatrischen Landeskrankenhäuser, 100.000 in Heimen und Anstalten, meist weit entfernt von ihren Wohnorten und ohne ausreichende psychiatrische Behandlung und rehabilitative Förderung. Nur 10.000 leben in betreuten Einzelwohnungen, Wohngruppen, Übergangsheimen oder Kleinheimen mit ausreichender Versorgung. Die größte Gruppe der chronisch

Kranken lebt aber außerhalb von Institutionen. Ihre soziale und materielle Lage ist, so die Expertenkommission, katastrophal, ihre Chance, am gesellschaftlich-kulturellen Leben teilzunehmen, auf ein Minimum beschränkt.

In den neuen Bundesländern weist ein ebenfalls von einer Expertenkommission erstellter Bericht vom November 1991 auf viele Defizite und zum Teil erschreckende Zustände in der psychiatrischen Versorgung hin.

In dem System der ehemaligen DDR gab es andererseits ein Recht auf Arbeit, und es gab Einrichtungen wie z.B. die Polikliniken, die multiprofessionell besetzt waren und deren Mitarbeiter sehr flexibel eingesetzt wurden. Die starre Grenze zwischen Ambulanz und Klinik war aufgehoben. Derzeit wird diskutiert, die noch nicht aufgelösten alten Polikliniken zu erhalten und durch weitere ambulante (gemeindepsychiatrisch orientierte Nervenarztpraxen, Institutsambulanzen) und komplementäre Einrichtungen (betreute Wohnangebote, Tagesstätten) und spezielle rehabilitative Dienste zu ergänzen.

In den bisherigen Reformansätzen (in den alten Bundesländern) hat sich der Sozialpsychiatrische Dienst (SPD) mit Kontaktstellenfunktion, der neben Beratung (auch abends und am Wochenende) auch Hilfen zur Tagesstrukturierung, Beschäftigungs- und Arbeitstherapie und Hilfen zur Sicherung von rechtlichen und materiellen Ansprüchen anbietet, gut bewährt. Es wurde und wird aber immer wieder deutlich, wie ohnmächtig die Experten vielfach gegenüber gesamtgesellschaftlichen Entwicklungen (Arbeitslosigkeit, Wohnungsnot) sind, die die Integration psychisch kranker und behinderter Menschen erschweren. Diese Grenzen werden beispielsweise für die heute schon fachlich und psychiatriepolitisch akzeptierten Konzepte des "betreuten Wohnens" und der Betreuung am Arbeitsplatz sehr spürbar. Die Kostenträger geraten jedoch zunehmend unter Druck, nicht nur die Kosten für stationäre, sondern auch für die ambulanten Behandlungsangebote zu übernehmen. Nicht ohne Grund wird als sehr wesentliche Empfehlung angegeben, daß die gemeindenahe Versorgung in der Verantwortung der kommunalen Gebietskörperschaften und somit integrierter Bestandteil der Sozial- und Gesundheitsplanung der

Kommunen sein muß. Die Kommunen und die Träger der freien Wohlfahrtspflege sollen sich vor allem auf die Angebote der außerstationären Bereiche und auf ausreichende Versorgung benachteiligter Gruppen konzentrieren. Daß dies noch nicht im Selbstverständnis der politischen Entscheidungsträger verankert ist, zeigt u.a. die insgesamt sehr positiv zu wertende Personalbedarfsverordnung, die seit 1.1.1991 Gesetzeskraft hat, aber nur die personelle Ausstattung im stationären Bereich neu regelt.

3.2 Zur Situation der Psychosomatik heute

Der Begriff "psychosomatisch" tauchte erstmals zu Beginn des 19. Jahrhunderts in der Literatur auf, der Zusammenhang zwischen Leib und Seele ist aber schon in der abendländischen Geschichte zu finden. Die psychosomatische Medizin hat im vergangenen Jahrzehnt eine sprunghafte Entwicklung erlebt. Trotz der technisierten und hochspezialisierten medizinischen Entwicklung konnte die medizinische Ausbildung durch Fächer wie Medizinische Psychologie, Medizinische Soziologie und Psychosomatik/Psychotherapie ergänzt werden. Der Mensch erscheint jedoch immer noch zu stark als Objekt mit seiner großen Anzahl an Risiko- und Störfaktoren, die es gegebenenfalls zu beheben gilt. Vertreter der neueren psychosomatischen Medizin plädieren für eine integrative Psychosomatik (z.B. Thure v. Uexküll), die verschiedene Forschungsmethoden (genetische, biologische, psychologische usw.) nutzt und den Patienten mit seinen Bedürfnissen, Hoffnungen und Ängsten als Partner in den Mittelpunkt der Betrachtung stellt. Der Kranke - und nicht so sehr seine Krankheit - soll Ausgangs- und Zielpunkt aller therapeutischen Bemühungen sein. Laut Untersuchung (Dilling 1984 und Schepank 1987) leiden 11,5 % der Gesamtbevölkerung unter psychogenen Erkrankungen und sind damit im Sinne des ICD (International Classification of Diseases) behandlungsbedürftig. Dringender Behandlungsbedarf liegt bei 1,5 bis 2 % vor. Vordringliche Therapieform für diese Menschen ist die Psychotherapie. Neben der Psychoanalyse spielen in heutigen stationären und ambulanten Behandlungseinrichtungen für psychosomatisch Kranke weitere tiefenpsychologische Therapiemethoden sowie verhaltenstherapeutische und körperorientierte Verfahren eine Rolle. Die psychosomatische Medizin ist aber nicht nur auf das Individuum, sondern zugleich auch auf sein Umfeld bezogen. Dies hat zur Konsequenz, daß die psychosoziale Beziehung, die Interaktion zwischen dem Kranken und seinen wichtigsten Bezugspersonen (Eltern, Geschwister, Partner, Konkurrenten) wie auch die Abhängigkeit des gesamten Krankheits- und Heilungsgeschehen von gesellschaftlichen Bedingungen die ganze Aufmerksamkeit braucht. Für die Therapie bedeutet das, daß gruppendynamische und systemische Ansätze genutzt werden und neben Einzeltherapie auch gruppentherapeutische Angebote vorhanden sind. Die Betrachtungsweise, Krankheit als ein multidimensionales Phänomen von miteinander in Wechselwirkung stehenden biologischen, psychischen und sozialen Aspekten zu verstehen, verlangt eine Neubesinnung der medizinischen Theorie und Anthropologie, die noch in vollem Gang ist. Die psychosomatischen Bemühungen der Gegenwart sollten aber nicht nur zu einer theoretischen Neuorientierung der gesamten Medizin sondern auch zu erheblichen therapeutischen und gesundheitspolitischen Konsequenzen führen. Derzeit hat vor allem die psychosomatische Krankheitslehre mit ihren speziellen Behandlungsmethoden Auswirkungen in der Praxis, da sie in Form medizinischer Abteilungen und auch Spezialkliniken institutionalisiert ist. Wünschenswert wäre eine Änderung des gesamten gesundheitspolitischen Systems, das bisher fast nur auf die naturwissenschaftlich-technisierte Medizin zugeschnitten ist. Als besonders verbesserungswürdig gilt laut Expertenkommission eine bessere geographische Verteilung der Versorgungsayngebote durch Steuerung der Niederlassung über die kassenärztliche Vereinigung und eine Klärung der Effizienz von Kur- und Spezialeinrichtungen. Zwecks Integration von Psychotherapie und Allgemeinmedizin wird die Einrichtung von Liaisondiensten an Allgemeinkrankenhäusern durch Fachärzte der medizinischen Disziplin mit Weiterbildung in Psychotherapie gefordert.

3.3 Ergotherapie in der Psychiatrie und Psychosomatik heute

Die oben beschriebenen Veränderungen und Entwicklungen der letzten Jahre in der psychiatrischen und psychosomatischen Versorgung und ein Verständnis von Krankheit als multifaktorielles Geschehen, das zunehmend mehr Verbreitung findet, machte eine Weiterentwicklung und zum Teil Neuorientierung der Ergotherapie unumgänglich. Ergotherapie ist ein Bestandteil psychiatrischer bzw. psychosomatischer Behandlung. Der Ergotherapeut ist Mitglied eines therapeutischen Teams. Das bedeutet, daß er und die anderen Teammitglieder von einem gemeinsamen Verständnis der Entstehungszusammenhänge von psychischen Erkrankungen und deren Symptomatik und von einem humanistischen Menschenbild, das sich in einer gemeinsamen Grundhaltung widerspiegelt, ausgeht.

Insbesondere mit der Entstehung von teilstationären und flankierenden Einrichtungen haben sich die Arbeitsfelder für Ergotherapeuten in erheblichem Maße erweitert. Entsprechend vielseitig und differenziert müssen heutzutage die ergotherapeutischen Angebote sein, um dem Anspruch nach ganzheitlicher und individuell ausgerichteter Therapie nachzukommen. Diese Angebote umfassen Einzel- und Gruppentherapien beispielsweise zur Förderung psychischer Grundfunktionen, sozialer oder lebenspraktischer Kompetenzen. Sie beinhalten aber auch Maßnahmen wie die Betreuung eines Patienten im Praktikum, das dieser in einer Firma absolviert. Die Zielsetzung, die Auswahl der Therapiemittel, das methodische Vorgehen und die Auswertung der Therapiesituation erfordern vom Ergotherapeuten ein hohes Maß an fachlicher und persönlicher Kompetenz.

Entsprechend der unterschiedlichen Situationen in den psychiatrischen und psychosomatischen Institutionen finden die Ergotherapeuten keine einheitlichen Arbeitsbedingungen vor. Es gibt Einrichtungen, die den Ergotherapeuten Voraussetzungen für ein differenziertes, zielgerichtetes einzel- und gruppentherapeutisches Angebot schaffen. Andere Institutionen erwarten von den Ergotherapeuten nach wie vor, daß sie einem quantitativen Versorgungsanspruch nachkommen, das heißt, daß sie möglichst viele Patienten gleichzeitig, ohne individuelle Zielsetzung und ohne optimale Therapiemethode, betreuen. Als weitere Schwierigkeit haben immer noch zu viele Ergotherapeuten eine nur unzureichend entwickelte berufliche Identität. Die Gründe, die noch weiter untersucht werden müssen, liegen zum Einen darin, daß die Aufgabenbereiche der einzelnen Berufsgruppen, die in der Psychiatrie und Psychosomatik tätig sind, nicht immer klar abgegrenzt sind. Zudem ist der Stellenwert der psychisch Kranken - und darüber auch derjenigen, die mit ihnen arbeiten - in unserer Gesellschaft nach wie vor eher niedrig. Zum Anderen ist der Beruf des Ergotherapeuten noch jung, und er hat sich in den letzten Jahren sehr stark weiterentwickelt und spezifiziert. Dies und die von vornherein gegebene Vielfalt der Ausbildungsinhalte bringt mit sich, daß die Unterrichtsthemen nicht vertieft werden können; die Ausbildung muß weitestgehend auf Grundlagenvermittlung beschränkt bleiben. Ein weiterer Grund mag auch darin liegen, daß es bisher noch keine einheitlichen Begriffe und Strukturen innerhalb der Ergotherapie gibt. Es fehlen insbesondere einheitliche theoretische Grundlagen, die konkret genug sind, daß sie als Basis dienen können, und es fehlen gesicherte Methoden-Definitionen, die die vielen ergotherapeutischen Angebote, die in der Praxis schon vorhanden sind, systematisieren und beschreiben.

Es ist naheliegend, daß der ET-Schüler als Vorbereitung für die praktische Tätigkeit in der Psychiatrie und Psychosomatik alle wesentlichen Aspekte der Arbeitsfelder kennenlernen muß. Das heißt, er braucht beispielsweise Informationen über Organisationsformen, Konzeptionen und Behandlungsaufträge der unterschiedlichen Einrichtungen, um die eigene Arbeit entsprechend integrieren zu können. Darüber hinaus muß er die Möglichkeit erhalten, sich mit einer Reihe von Inhalten aus dem sozialwissenschaftlichen Bereich auseinanderzusetzen, die dann gemeinsam mit dem medizinischen Unterricht auf der theoretischen Ebene (Fähigkeiten und Fertigkeiten im handwerklich-gestalterischen Bereich kommen noch hinzu) die Basis für das ergotherapeutische Handeln bilden.

II. Standortbestimmung der Ausbildung

1. Prinzipien in der Ausbildung zum Ergotherapeuten

Die Schulen haben in der Ausbildung zum Ergotherapeuten grundlegende Aufgaben im Sinne eines Bildungsauftrages, die im folgenden als Prinzipien dargestellt werden. Sie können als Leitlinien für die Ausbildung gelten, deren qualifizierte Gestaltung unabdingbar ist, wenn die Ziele und Inhalte der Ausbildungs- und Prüfungsordnung erreicht werden sollen.

Mit diesen Prinzipien, die in engem Zusammenhang mit der Diskussion um eine Qualitätssicherung an allen Schulen zu verstehen sind, wird versucht, eine Brücke vom formalen Rahmen der Ausbildungs- und Prüfungsordnung über die Ausbildung selbst hin zum beruflichen Selbstverständnis des Ergotherapeuten zu schlagen.

1.1 Qualifiziertes Auswahlverfahren durchführen

Wenn der Beruf des Ergotherapeuten einen ganzheitlichen Ansatz mit hoher persönlichkeitsspezifischer Komponente für sich in Anspruch nimmt, so hat dies auch Konsequenzen für die Voraussetzungen oder Basisqualifikationen, die ein Bewerber schon mitbringen sollte.

Zu diesen Basisqualifikationen gehören neben einem guten kognitiven Leistungsniveau und der Begabung für handwerkliche, technische, gestalterische Tätigkeiten auch spezifische Persönlichkeitsmerkmale. Wichtig erscheint, daß der Bewerber über eine stabile Persönlichkeit verfügt, d.h. nicht selbst mit erheblichen psychischen Problemen belastet ist und sich durch die Einbindung in einen therapeutischen Beruf Hilfe für seine eigenen Probleme verspricht.

Einfühlungsvermögen, Rekflektionsfähigkeit, Bereitschaft zur Offenheit und Auseinandersetzung mit Fremd- und Eigenwahrnehmung, Kritik- und Kommunikationsfähigkeit sind hier von Bedeutung.

Wenn auch diese Aufgabe besonders schwierig zu sein scheint, so sind die Schulen doch in die Pflicht genommen, hier nach eigenen geeigneten Auswahlverfahren zu suchen. Bringen Schüler im persönlichkeitsspezifischen Bereich die erforderlichen Voraussetzungen nicht mit, können vor allem die selbsterfahrungsbezogenen Lernziele und die Lernziele in der praktischen Ausbildung kaum erreicht werden.

1.2 Persönliche und fachliche Qualifikationen der Lehrkräfte gewährleisten

Lehrkräfte haben eine starke Vorbildfunktion für Schüler. Sie müssen deshalb mindestens den gleichen Maßstäben gerecht werden, die an die Bewerber zu stellen sind, und sie müssen in ihren Verhaltensweisen mit den von ihnen gemachten Aussagen oder Forderungen an die Schüler übereinstimmen. Darüber hinaus müssen sie über eine fundierte fachspezifische Kompetenz verfügen und praktische Erfahrungen in den Fächern und Fächergruppen, die sie unterrichten, besitzen. Sie sollen ihre Unterrichtsinhalte sicher vermitteln können.

Es ist wichtig, daß Lehrkräfte über eine pädagogische Kompetenz verfügen, die es ihnen ermöglicht, methodisch-didaktisch den Unterricht zu steuern und zu beleben, Lernprozesse gezielt zu initiieren.

Die Schule muß gewährleisten, daß die Lehrkräfte am Gesamtprozeß der Ausbildung beteiligt, über die Inhalte angrenzender Fächer und Fächergruppen gut informiert sind und diese stetig aufeinander abstimmen.

Schulen sollten mit großer Sorgfalt ihre Lehrkräfte auswählen und dafür Sorge tragen, daß sie kontinuierlich an Fort- und Weiterbildungen teilnehmen, und daß ein effektiver fachlicher Austausch im Kollegium stattfindet. Supervision in diesem Zusammenhang ist sinnvoll.

1.3 Theorie/Praxis - Bezug herstellen

Die Vielfalt der theoretischen Inhalte in der Ausbildung birgt die Gefahr in sich, daß der Bezug zur Praxis verloren geht.

Das Kollegium muß sich bei der Auswahl der Themen ständig Gedanken darüber machen, was der Ergotherapeut für seine Arbeit im Alltag braucht. Den Schülern muß transparent sein, wofür sie lernen.

Es ist sicherzustellen, daß das theoretisch Gelernte immer wieder in Beziehung zur praktischen Relevanz gesetzt wird, aber auch daß das praktische Tun immer wieder theoretisch begründet wird.

In der praktischen Ausbildung kann sich die Schwierigkeit ergeben, daß Schüler unter Umständen eine "Ergotherapie-Wirklichkeit" erleben, die mit den fachlichen Vorstellungen der Lehrkräfte nicht übereinstimmt.
Es ist wichtig, daß Lehrkräfte nicht ausschließlich das unterrichten, was von der Struktur einzelner Praktikumsstellen machbar erscheint, sondern daß - immer mit Blick auf die Praxis - auch ein unter Umständen idealtypisches Modell ergotherapeutischen Arbeitens dargestellt wird. Wenn sich die Inhalte nur an dem orientieren, "was im allgemeinen so gemacht wird", kann keine weitere Entwicklung stattfinden.

1.4 Fundierte wissenschaftliche Grundlagen vermitteln

Die Schule ist verpflichtet, die notwendigen Inhalte auf der Basis der neuesten wissenschaftlichen Erkenntnisse zu vermitteln. Im fachspezifischen Unterricht müssen diese Erkenntnisse zur Erläuterung bzw. Begründung der Behandlungsverfahren herangezogen werden.

1.5 Ein berufspraktisches Lern- und Übungsfeld schaffen

Die praktische Ausbildung ist die Phase, in der die Schule ein berufspraktisches Lern- und Übungsfeld verwirklichen kann. Über die Ziele, Inhalte und den Verlauf der praktischen Ausbildung gibt es mittlerweile Empfehlungen, die eine Orientierung darstellen können (Empfehlungen zur Durchführung der praktischen Ausbildung an Schulen für Beschäftigungs- und Arbeitstherapie. Idstein 1989). Die Schule soll aus ihrer Verantwortung für die praktische Ausbildung heraus die Praktikumsstellen auswählen und regelmäßig betreuen. Die Praxisanleiter sollen in schulische Entscheidungsprozesse eingebunden werden und sich in ihrer Rolle als Lehrende verstehen. Der Schüler muß in der praktischen Ausbildung Gelegenheit haben, sein vorhandenes Wissen umzusetzen und sein Erfahrungsspektrum zu erweitern. Die Anleiter können nicht erwarten, daß ein "ausgebildeter Ergotherapeut" in die Fachabteilung kommt. Sie müssen sich bewußt sein, daß der Schüler Neues lernen und theoretisch Bekanntes praktisch üben soll.

1.6 Möglichkeiten bieten, Reflexionsfähigkeit zu entwickeln

Der Schüler soll lernen, sein Handeln und seinen inneren gefühlsmäßigen Zustand wahrzunehmen. Er muß lernen zu beobachten, zu analysieren und Folgerungen zu ziehen.

In der praktischen Ausbildung muß auf die Entwicklung bzw. Verbesserung dieser Kompetenz besonderer Wert gelegt werden. Der Schüler muß lernen, sich Fragen zu stellen und Antworten zu suchen.

Z.B.: Wie hat sich der Patient/die Gruppe verhalten und gefühlt?

Wie habe ich mich verhalten, gefühlt, reagiert?

Habe ich meine Ziele erreicht, wenn nicht, was waren die Gründe?

1.7 Auseinandersetzung mit der Therapeutenrolle fordern

Dieses Prinzip ist als fächerübergreifend zu verstehen. Dabei steht die Auseinandersetzung mit der eigenen Persönlichkeit im Vordergrund. Dies kann in sinnvoller Weise nur erfolgen, wenn die Schule Möglichkeiten "berufsrelevanter Selbsterfahrung" anbietet. Das Spannungsfeld zwischen "Idealtherapeut" und eigener Persönlichkeit mit Schwächen und Stärken sowie den Anforderungen des beruflichen Alltags sollte immer wieder beleuchtet werden. Eine rein theoretische Auseinandersetzung ist hier wenig sinnvoll.

1.8 Exemplarisches Lernen anstreben

Die Vielfalt der fachspezifischen Behandlungsverfahren und -methoden, der medizinischen und sozialwissenschaftlichen Inhalte macht es notwendig, eine begründete Auswahl der Inhalte zu treffen und die Inhalte exemplarisch darzustellen. Die Schüler sollen an ausgewählten Beispielen Grundsätzliches verstehen und Besonderheiten erkennen.
Die Transferleistung liegt darin, das Grundsätzliche auf unterschiedliche Bereiche zu übertragen.

Die oben beschriebenen Prinzipien tragen u.E. zu einer Professionalisierung der ergotherapeutischen Ausbildung und damit auch des Berufes bei.

Darüber hinaus müssen zur Gewährleistung von Professionalisierung vermehrt Anstöße zur Evaluation von ergotherapeutischer Behandlung gegeben werden. Die Auswertung von Dokumentationen und Behandlungsdaten, sowie Methoden der Effektivitätsüberprüfung müssen in der Ausbildung stärker zum Tragen kommen.

2. Beschreibung der Ausbildungssituation

2.1 Zum Stand der Ausbildung heute

Die Veränderungen in der Ergotherapie und deren Situation heute sind bereits zuvor beschrieben.

Bezogen auf die Ausbildung hat die Wandlung in der Praxis und die zunehmende Zahl an Veröffentlichungen dazu beigetragen, daß die Inhalte differenzierter geworden sind und eine eindeutige Tendenz zu mehr Systematik und theoretischer Ableitung vorhanden ist. Gleichwohl verfügt die Berufsgruppe noch nicht über eine allgemeingültige Fachterminologie, über eine von allen akzeptierte Verfahrens- oder Methodenfestlegung und über eine unbestrittene Definition darüber, was psychiatrische Ergotherapie ausmacht. Dies schlägt sich naturgemäß in der Ausbildung nieder.

Da auch die Ausbildungs- und Prüfungsordnung sehr vieles offen läßt, und es keine allgemein verbindlichen Lehrinhalte gibt, stellt sich die Situation so dar, daß Inhalt der Ausbildung das ist, was der jeweilig Lehrende erfahren oder gelesen hat. Dadurch bleiben die Ausbildungsinhalte beliebig. Ebenso beliebig bleibt, aus Mangel an gesetzlicher Festlegung, die Stundenzahl, die unterrichtet werden soll und der Wissensstoff, der aus angrenzenden Gebieten als "Zulieferer" notwendig ist.

Ein Vergleich der Unterrichtsinhalte für den Fachbereich Psychiatrie aller Schulen war im Rahmen dieser Curriculumarbeit nicht möglich, so daß von dem Ist-Zustand der 5 beteiligten Schulen ausgegangen wurde. Schon hier fanden sich deutliche Unterschiede, obgleich die Beteiligten im Vorfeld glaubten, "Gleiches" zu unterrichten.

2.2 Ausgangslage der Schulen für Beschäftigungs- und Arbeitstherapie

Zur Zeit sind in der Bundesrepublik (Stand: Oktober 1993) 80 Schulen für Beschäftigungs- und Arbeitstherapie in Betrieb, davon 26 in den neuen Bundesländern. Viele davon sind erst in den vergangenen vier Jahren entstanden. Die Zahl der Schulneugründungen ist weiterhin steigend.
Von der Gesamtzahl der Schulen sind 18 mit Krankenhäusern verbunden, von diesen wiederum 5 mit psychiatrischen Kliniken.

In öffentlicher bzw. kirchlicher Trägerschaft sind 23 Schulen, die übrigen Schulen werden von privaten Trägern unterhalten.

Neben der bundeseinheitlichen Regelung der Ausbildungs- und Prüfungsordnung (seit 1977) sind die weiteren Ausführungsbestimmungen durch Gesetze, Verordnungen und Erlasse in die Verantwortlichkeit der Länder gelegt. Bayern, Niedersachsen und Berlin haben bisher davon Gebrauch gemacht.
Durch diese Länderregelungen haben die Schulen für Ergotherapie deutlich unterschiedliche Organisationsstrukturen der Ausbildung z.B. bezüglich der Abfolge der Fächer, dem Zeitpunkt der praktischen Ausbildung und der Abschlußprüfung.
Obgleich die Struktur der Organisationsformen an fast allen Schulen unterschiedlich ist, könnte die Ausbildung vergleichbarer werden, wenn Basiscurricula vorhanden wären.

2.3 Voraussetzungen des Lehrpersonals

Die Situation bezüglich Lehrpersonal an den Schulen für Ergotherapie ist sehr unterschiedlich.

Der medizinische Fachunterricht wird in der Regel von nebenamtlich tätigen Ärzten erteilt, die häufig nicht über ausreichendes Wissen über die Ergotherapie verfügen.

Ähnliches trifft auf Dozenten für die sozialwissenschaftlichen Fächer zu.

Die personelle Ausstattung mit ergotherapeutischen Lehrkräften ist durch akuten Mangel gekennzeichnet, besonders die hauptamtlichen Lehrkräfte sind in zu geringer Zahl von den Schulen angestellt. Dies hat in erster Linie wirtschaftliche Gründe, die dazu führen, daß Lehrkräfte Fächer unterrichten müssen, in denen sie keine Praxiserfahrung haben. Gelegentlich ist es - mit regionalen Schwerpunkten - schwierig, Lehrkräfte zu finden, die über Berufserfahrung in dem jeweiligen Fachgebiet verfügen, hier also insbesondere in der Psychiatrie, um die enge Verknüpfung von Theorie und Praxis gewährleisten zu können.

Die Zahl derjenigen Lehr-Ergotherapeuten, die eine pädagogische Zusatzausbildung absolviert haben, ist gering.
Bei einem Umfrage-Ergebnis von 30 Schulen 1987 hatten von 297 unterrichtenden Ergotherapeuten (hauptamtliche/nebenamtliche/Praxisanleiter) 214 <u>keine</u> pädagogische Zusatzausbildung. Die Situation dürfte sich bis heute - bei der sprunghaft angestiegenen Zahl von Schulen - sicher nicht wesentlich verbessert haben.

2.4 Situation der Ausbildungsteilnehmer

Eine detaillierte Teilnehmeranalyse aller Schulen liegt nicht vor.

Gesetzlich geregelt ist jedoch eine breite Streuung der Zugangsvoraussetzungen der Teilnehmer von Absolventen der Hauptschule mit abgeschlossener, mindestens zweijähriger Berufsausbildung bis zu Abiturienten.

Die Zahl der männlichen Teilnehmer ist deutlich niedriger als die der weiblichen.

Die Altersspanne der Teilnehmer reicht von 18 bis 45 (bis zu 50) Jahren.

Die persönliche Situation der Ausbildungsteilnehmer ist heterogen: Sie reicht von BaföG-Empfängern über Umschüler bzw. Rehabilitanden bis zu Selbstzahlern.

Die Verschiedenartigkeit der Voraussetzungen spiegelt sich auch in den Vorkenntnissen der Teilnehmer über Ergotherapie z.B. Vorpraktika wider.

2.5 Situation der Schulen der Arbeitsgemeinschaft ergotherapeutischer Schulen

Die in dieser Arbeitsgemeinschaft zusammengeschlossenen Schulen verfügen im einzelnen auch nicht über direkt vergleichbare Ausgangsbedingungen.

Diese Schulen bestehen seit 15 - 40 Jahren. Sie haben sich über diese Zeit hinweg ständiger Lehrplananpassung unterzogen. Die einzelnen Organisationsstrukturen sind unterschiedlich, gemeinsam ist diesen Schulen jedoch die Einstellung hinsichtlich der aufgeführten Prinzipien in der Ausbildung (s. II.1).

Die personelle Besetzung der beteiligten Schulen ist gut, d.h. für 12 Schüler ist eine hauptamtlich tätige Lehrkraft angestellt. Die unterrichtenden Ergotherapeuten verfügen über mehrjährige Berufserfahrung in dem jeweiligen Fachgebiet. Durch die enge Verknüpfung von theoretischem Unterricht mit der praktischen Ausbildung desselben Fachgebiets durch die Lehrkraft ist der Praxisbezug gewährleistet.

Die pädagogische Arbeit ist bei allen Lehrkräften entweder durch eigene pädagogische Zusatzqualifikation oder durch die Zusammenarbeit mit einem an der Schule angestellten hauptamtlichen Pädagogen sicher gestellt.

III. Curriculumentwicklung

1. Grundlagen der Curriculumentwicklung

1.1 Funktion eines Curriculums allgemein

Der Begriff "Curriculum" war schon im 18. Jahrhundert gebräuchlich, wurde später durch Lehrplan ersetzt und durch S.B. Robinsohn's Schrift "Bildungsreform als Revision des Curriculums" 1967 wieder in den pädagogischen Sprachgebrauch aufgenommen und neu definiert. Trotzdem gibt es auch heute kein einheitliches Verständnis.

Robinsohn faßte unter Curriculum den geltenden "Bildungskanon", das "Lehrgefüge" und den "Lehrplan" und forderte vor allem die Präzisierung der inhaltlichen Angaben durch Lernziele. Johnson (1972) verstand darunter zentrale Unterrichtsthemen in strukturierter Form, Beauchamp (1972) bis ins Detail geplante Unterrichtssequenzen. Für Klafki (1970) ist der Begriff mit Didaktik nahezu gleichzusetzen. Er beinhaltet die Festlegung eines systematischen Plans der Lernziele und Lerninhalte und darüber hinaus die Entwicklung von Lehrmitteln, Lernprogrammen und Lehrbüchern.

Obgleich der Begriff in unterschiedlicher Weise verstanden und angewandt wird, enthält er als wesentliche, allgemeine Aspekte (vgl. Reiss, W. in Frey K. Hrsg. 1975 S. 46-50)

- die institutionelle und zeitliche Dimension (Schulform, Altersstufe, Ausbildungsdauer)

- die Rahmenbedingungen (z.B. gesetzliche Vorgaben)

- die Legitimationsfragen (normativer und wissenschaftlicher Begründungszusammenhang)

- die pädagogisch-fachlichen Komponenten in ihrer Beziehung zueinander (Lernziele, Lerninhalte, Methoden, Organisation und Kontrollformen)

- den Grad der Verbindlichkeit

Jede Curriculumentwicklung sollte von folgenden Kriterien begleitet sein:

- Ausgangspunkt der curricularen Arbeit ist der Ist-Zustand

- Jede inhaltliche und formelle Bestimmung sollte durch einen nachvollziehbaren Entscheidungsprozeß legitimiert und für Fortschreibungen und Korrekturen offen sein

- Curriculumarbeit soll eine Überprüfung des alten Lehrplans auf "überflüssige" Lehrinhalte beinhalten <u>und</u> die Einarbeitung neuer Inhalte, die aufgrund neuer wissenschaftlicher Forschungen oder empirischer Erkenntnisse oder Veränderungen der Arbeitswelt deutlich geworden sind

- In der Curriculumarbeit soll eine Abstimmung der fachinternen und fächerübergreifenden Lehr-Lernfolge der Unterichtsinhalte erfolgen.

Die wesentlichen Funktionen eines Curriculums sind:

a) Orientierungsfunktion

Das Curriculum sichert konkret, daß gleiche Unterrichtsinhalte an die Schüler aufeinanderfolgender Jahrgänge unterrichtet werden. Es sichert auch, daß bei einem evtl. Wechsel der Lehrkraft die Inhalte gleich bleiben, damit wird Kontinuität gewährleistet.

Eine besondere Bedeutung als Orientierung hat ein Curriculum für die Einarbeitung neuer Lehrkräfte im Sinne von konkreten

Vorgaben. Außerdem unterstützt ein Curriculum die Abstimmung der Unterrichte zwischen allen Lehrkräften.

Nicht zuletzt ist ein Curriculum Hilfe bei der konkreten Unterrichtsplanung, weil der Lehrer über vorgegebene Orientierungspunkte verfügt.

Ein weiterer wesentlicher Aspekt ist, daß Schüler eine Orientierung erhalten, was unterrichtet wird und was sie lernen sollen bzw. welches Lernziel sie erreichen sollen. Damit wird den Schülern Eigenverantwortung, aber auch Kontrolle ermöglicht.

b) Steuerungsfunktion

Durch ein Curriculum kann in gemeinsamer Abstimmung mit anderen Lehrkräften gezielt gesteuert werden, was ein Schüler wo schwerpunktmäßig lernen kann und welches Kenntnisniveau erworben werden soll. Findet die Abstimmung mit anderen Schulen statt, wird gesichert, daß die Ausbildungen vergleichbar sind. Dieses Ziel ist berufspolitisch von Bedeutung, da es das Interesse der Berufsgruppe sein muß, eine möglichst vergleichbare Ausbildung auf qualitativ gutem Niveau für alle künftigen Ergotherapeuten zu erreichen.

1.2 Kontext der Curriculumentwicklung

Die Ausbildungs- und Prüfungsordnung (APrO) zum Berufsgesetz des Beschäftigungs- und Arbeitstherapeuten von 1977 bietet einen verhältnismäßig geringen Präzisierungs- und Differenzierungsgrad.

Obgleich seit nunmehr 16 Jahren diese rechtskräftigen Vorschriften vorliegen, ist nicht zu übersehen, daß es immer noch an einer klar abgegrenzten und inhaltlich ausgefüllten Definition der Ausbildungsinhalte und auch des Berufsbildes fehlt.

Die curricularen Initiativen für die Ausbildung in der Ergotherapie sowie die in den meisten anderen medizinisch-sozialen Berufen bewegen sich in einer besonderen Situation. Im Vergleich zu anderen Berufsausbildungen existiert hier nicht das übliche duale System von staatlich-schulischer Ausbildung und betrieblicher Praxis. Statt dessen gibt es nur allgemeine Ausbildungs- und Prüfungsvorgaben des Staates und staatlich anerkannte Schulen, die die theoretische und praktische Ausbildung in weitgehend eigener Regie organisieren und durchführen.

Durch diese summarische, wenig konkretisierte Festlegung der Ausbildungsinhalte in der Anlage 1 zur APrO wird die Herausbildung eines vergleichbaren Ausbildungsstandards erschwert. Da die Regelung über eine verbindliche Ausgestaltung der Anlage 1 der APrO der Länderhoheit unterliegt, scheint ein einheitliches Basiscurriculum für alle Schulen in der Bundesrepublik Deutschland nicht in Sicht. Lediglich die Länder Bayern und Niedersachsen haben bisher ein solches Curriculum entwickelt. Die Gestaltung der Inhalte bleibt den z.Z. bestehenden Schulen (über 80) weitgehend überlassen.

Weiterhin existieren kaum Ansätze, um wissenschaftliche Modelle und Gedanken zur Curriculumentwicklung, Didaktik oder Methodik in der Ergotherapie auszuwerten. Für die Wissenschaft ist Ergotherapie in Theorie und Praxis, Aus- und Weiterbildung weitgehend unbearbeitetes Niemandsland. Für die Ergotherapie ist Wissenschaft weitgehend individuelles Engagement.

Die Arbeit an diesem Curriculum war für uns alle ein Training-on-the-job. Wir können und wollen deshalb nicht behaupten, alle vielleicht interessanten wissenschaftlichen Theorien und Modelle zu kennen und hinterfragt zu haben, alles praktisch Vorhandene erfaßt und überprüft zu haben. Wir konnten uns mit theoretischen und praktischen Inhalten auseinandersetzen, wenn sie uns als größere "Strömungen" in der wissenschaftlichen Diskussion und der ergotherapeutischen Praxis zugänglich waren. Trotzdem sind wir der Überzeugung, daß diese Initiative Anregendes und Richtiges zur Anhebung des Niveaus in der ergotherapeutischen Aus- und Weiterbildung sowie ihrer Homogenisierung beiträgt. Wir hoffen, daß in einem zukünftigen Gesamtcurriculum eine inhaltlich und strukturell zeitgemäße ergotherapeutische Aus- und Weiterbildung formuliert werden kann. Diese Arbeit versteht sich als Schritt dorthin.

Im Rahmen des geplanten Gesamtcurriculums wurde der Entwurf zur Novellierung der Ausbildungs- und Prüfungsordnung aufgegriffen, der die ergotherapeutischen Behandlungsverfahren in 6 Gruppen zusammenfaßt

- motorisch-funktionelle Behandlungsverfahren
- neurophysiologische Behandlungsverfahren
- neuropsychologische Behandlungsverfahren
- psychosoziale Behandlungsverfahren
- arbeitstherapeutische Behandlungsverfahren
- adaptive Verfahren

Die dort getroffene Zuordnung konnte von uns nicht ganz beibehalten werden, da arbeitstherapeutische Methoden nach unserer Auffassung notwendigerweise in die psychosozialen Behandlungsverfahren integriert sind.

Die in diesem Curriculum angesprochenen psychosozialen Behandlungsverfahren umfassen Methoden, die besonders, aber nicht ausschließlich, für die Arbeit in der Psychiatrie und Psychosomatik von Bedeutung sind.

Weiterhin möchten wir darauf hinweisen, daß wir bewußt einen individuellen Handlungs- und Entscheidungsspielraum für jede Schule offen lassen. Wir denken, daß auch bei notwendigen Abwandlungen aufgrund von spezifischen Bedingungen oder kreativen Ausgestaltungen, die einheitliche Gesamtkonzeption aufrechterhalten bleiben kann. Natürlich müssen angegebene Stundenzahlen bzw. Fächer(inhalte) weiterhin von den jeweiligen Ausbildungsstätten garantiert werden. Da dieses Curriculum keine Lehrbücher oder Kollegiumsabsprachen ersetzen und die unterschiedlichen Bedingungen einzelner Schulen nicht berücksichtigen kann, beschreibt es nur den Rahmen und die Intention der Gesamtausbildung und verzichtet auf detaillierte Lernzielformulierungen.

1.3 Theoretisch-inhaltliche Überlegungen zur Position der Ergotherapie

Das vorliegende Curriculum, d.h. vor allem die darin getroffenen Auswahlentscheidungen, basieren auf den folgenden inhaltlichen Positionen zu Berufen im Gesundheitswesen:

- Ergotherapie ist eine eigene Profession, die mit anderen Berufsgruppen gemeinsam und gleichberechtigt die komplexen Aufgaben der Prävention und Rehabilitation zu erfüllen hat.

- Ergotherapie ist verantwortlich für eine umfassende und ganzheitliche therapeutische Versorgung von Individuen, die in ihren psychodynamischen bzw. sozialen Möglichkeiten durch Erkrankungen oder Behinderungen eingeschränkt sind. Ergotherapie leistet einen gesellschaftspolitisch bedeutenden Beitrag zur Gesunderhaltung, Krankheitsbewältigung und Rehabilitation.

- Ergotherapeutische Interventionen umfassen sowohl die Beratung, Unterstützung und Vorsorge als auch die konkrete Therapie oder Hilfestellung im Umgang mit Krankheit und Behinderung.

- Die ergotherapeutische Ausbildung muß sowohl für Arbeitsfelder im klinischen als auch außerklinischen Bereich qualifizieren.

- Ergotherapie findet auch da statt, wo im medizinischen Sinn keine Heilung mehr möglich ist. In Zukunft werden chronische Erkrankungen, Behinderungen und Altersgebrechlichkeiten eher eine zunehmende Rolle spielen.

- Ergotherapie ist zielorientiert und systematisch planbar, durchführbar und im Ergebnis überprüfbar.

- Die konkrete Ausübung der Ergotherapie ist abhängig von:
  * den inhaltlich-theoretischen Bestimmungen, die der Berufsausübende als Norm für sich akzeptiert
  * den institutionellen Rahmenbedingungen
  * den persönlichen Möglichkeiten und Grenzen.

1.4 Didaktische Auswahlkriterien

Die für die Ausbildung ausgewählten Inhalte müssen unseres Erachtens drei Kriterien erfüllen:

- Ergotherapeutische Ausbildung ist wissenschaftsorientiert. Die Inhalte wissenschaftlicher Disziplinen haben den Charakter unverzichtbarer Hilfswissenschaften. Sie sind unabdingbar, um Ergotherapie kompetent zu planen, durchzuführen und zu beurteilen.

- Ergotherapeutische Ausbildung ist exemplarisch. Die Fülle der möglichen Inhalte zwingt zu einer exemplarischen Verdichtung der Ausbildung. Sowohl theoretische als auch praktische Inhalte, die in mehreren Arbeitsbereichen von Bedeutung sind, z.B. die Inhalte zur Verbesserung der kommunikativen Kompetenz, sollten konzentriert an einer Stelle, zu einem Ausbildungszeitpunkt vermittelt werden. Dies schließt nicht aus, daß komplexe, aufeinander aufbauende Inhalte, im Sinne eines Spiralcurriculums, in veränderter Form immer wieder angesprochen werden müssen.

- Ergotherapeutische Ausbildung ist praxisorientiert. Praxisorientierung heißt, ausgehend von heutigen, auch zukünftigen Arbeitsgebiete der Ergotherapie zu antizipieren.

Darüber hinaus heißt ganzheitliche Ergotherapie auch ganzheitliche Ausbildung. Ebenso wie wir dafür plädieren, Fächergrenzen zugunsten eines fächerübergreifenden Unterrichts zu lockern, setzen wir uns auch für eine engere Verzahnung von theoretischer und praktischer Ausbildung sowie Aus- und Weiterbildung ein. Daraus ergab sich u.a. das wohl wichtigste strukturelle Element dieses Curriculums, das "Denken von den psychosozialen Behandlungsverfahren" her und auch die Aufnahme der praktischen Ausbildung.

Nicht nur, aber gerade im Rahmen der Psychiatrie und Psychosomatik hat die Ausbildung das Ziel der Vermittlung sowohl fachlich-technischer als auch persönlicher Kompetenzen. Ausbildung heißt auch Persönlichkeitsentwicklung. Die didaktischen Entscheidungen zielen häufig sowohl auf Krankheitsbilder, Erklärungsmodelle, Arbeitsfelder und Methoden als auch darauf, Kompetenzen wie Kontaktfähigkeit, Teamfähigkeit, Selbständigkeit, Durchsetzungsvermögen bewußt zu machen oder auch zu trainieren. Hier sei Bezug genommen auf die Beschreibung der beruflichen Kompetenzen in Abschnitt I.2.

2. Didaktische Analyse

2.1 Allgemeine Hinführung

Die didaktische Analyse soll Auskunft darüber geben, inwiefern ein Gegenstand als zu lehrender Sachverhalt zu rechtfertigen ist. Sie ist damit ein wesentlicher Bestandteil der Unterrichtsvorbereitung.

Didaktik als die Wissenschaft vom Unterricht stellt demnach eine Reihe von Fragen, die für die Auswahl der Inhalte von Bedeutung sind. Nach Klafki (vgl. Klafki: Neue Studien zur Bildungstheorie und Didaktik. Weinheim und Basel 1985, S. 44) beziehen sich diese Fragen auf

1. die Bedeutung des Inhaltes bzw. die zu gewinnenden Erkenntnisse, Fähigkeiten oder Fertigkeiten hinsichtlich der Alltagswelt der Schüler

2. die Zukunftsbedeutung des betreffenden Inhaltes für den Schüler in seinen möglichen Lebenszusammenhängen

3. die allgemeinen Beziehungen, Gesetzmäßigkeiten, Strukturen, Widersprüchlichkeiten und Handlungsmöglichkeiten, die sich mit diesem Thema erarbeiten lassen

4. die thematische Struktur, das heißt u.a. ihre Perspektiven, ihre Bestandteile und ihre Zusammenhänge

5. die "Leistungen", an denen sich zeigt, ob die angestrebten Lernprozesse bzw. Zwischenschritte als erfolgreich gelten können

6. die konkreten Bedingungen und Störfaktoren der Schüler

7. die Möglichkeiten einer sukzessiven Abfolge eines Lehr-Lernprozesses.

Vergleicht man die Ziele von Ausbildungsstätten (Berufsfachschulen) z.B. mit denen von Regelschulen, so scheint es sinnvoll und unumgänglich, die oben angeführten Fragestellungen in ihrer Bedeutung für die Auswahl der Unterrichtsinhalte unterschiedlich zu gewichten. Berufsfachschulen haben den Auftrag, konkrete fachliche Kompetenzen zu vermitteln, die für den Berufsalltag relevant sind. Sie sind somit stark zukunftsbedeutend und eine aufeinander aufbauende Lehr-Lernabfolge ist für den Lernerfolg wichtig. Für den Berufsalltag des Ergotherapeuten ist neben dem Erwerb von fachbezogenen Fähigkeiten und Fertigkeiten die Entwicklung von persönlicher Kompetenz von Belang. Der Schüler muß gerade darin auch schon während seiner Ausbildung gefordert und unterstützt werden.

Im folgenden werden die einzelnen Themenschwerpunkte unter Berücksichtigung der oben angeführten Fragestellungen, mit dem Schwerpunkt der Berufsorientierung skizziert. Eine Feinanalyse ist an dieser Stelle nicht möglich; sie muß dem Unterrichtenden überlassen werden. Wesentlich ist, daß der Lehrende für den einzelnen Themenbereich prüft, was zum Basiswissen gehört, um dieses von den Randgebieten abzugrenzen.

2.2 Sozialwissenschaftliche Grundlagen für psychosoziale Behandlungsverfahren der Ergotherapie in der Psychiatrie und Psychosomatik

Die sozialwissenschaftlichen Grundlagen bilden mit vielen ihrer Themen die Voraussetzung für das Verständnis von Entstehungszusammenhängen und Zuständen der psychischen und psychosomatischen Störungen und Erkrankungen. Sie sind aber auch als Basis für die fachspezifischen Inhalte und demnach auch für die Entwicklung persönlicher Kompetenz wichtig. Zwangsläufig ergibt sich daraus die Notwendigkeit, daß diese Unterrichtsthemen in der Lehr-Lernabfolge am Anfang stehen müssen.

1. Allgemeine Aspekte der Entwicklungspsychologie

   Die Entwicklungspsychologie beschäftigt sich mit den Vorgängen der seelischen Entwicklung von der Zeugung bis zum Tod. Psychische Reifungsprozesse bilden die Grundvoraussetzungen für psychische Leistungsfortschritte und Lernvorgänge. Der Schüler braucht das Wissen von der normalen Entwicklung, um zum Einen erkennen zu können, wo der Patient in seiner Entwicklung steht, zum Anderen, um Unterstützung beim Nachholen noch fehlender Entwicklungsschritte geben zu können.

2. Erbanlagen und Umwelteinflüsse in der Entwicklung des Menschen

   Die Entstehung und Entwicklung von psychischen Erkrankungen ist ebenso wie die normale Entwicklung als ein Prozeß zu verstehen, der Erbanlagen und Umwelteinflüsse beinhaltet. Der Schüler muß also Entwicklung als einen vielschichtigen, integrierenden Prozeß verstehen lernen, in dem Erb- und Umweltfaktoren sowie Faktoren der individuellen Selbststeuerung in Wechselwirkung stehen. Darüber hinaus muß er für sich klären, welchen eigenen Standpunkt er hat, auf welchem Hintergrund sein Verständnis von der Entstehung und Entwicklung von psychischen Erkrankungen basiert.

3. Lernen

Unter den Begriff Lernen fallen alle Verhaltensänderungen, die nicht durch Reifung, sondern durch Erfahrung bewirkt werden und länger andauern. Die verschiedenen Lerntheorien befassen sich mit den Gesetzmäßigkeiten von Lernprozessen; keine Theorie kann für sich allein in Anspruch nehmen, alle Abläufe zu erklären. In der Ergotherapie geht es fast immer darum, Verhaltensänderungen zu ermöglichen, also um Lernen. Der Schüler muß deshalb um Lernprozesse und um Faktoren, die diese positiv beeinflussen können wie z.B. Reproduzieren, wissen. Da Ergotherapeuten mit Menschen unterschiedlichen Alters arbeiten, ist es für den Schüler wichtig, daß er die Besonderheiten des Lernens in verschiedenen Lebensphasen erfassen und später anwenden kann.

4. Kognitive Entwicklung

Menschliches Lernen und Handeln beruht auf kognitiven Prozessen. Piaget sieht die kognitive Entwicklung als Prozeß fortwährender Anpassung, die in Phasen verläuft und Gesetzmäßigkeiten unterliegt. Der Schüler muß sich mit dem theoretischen Modell der kognitiven Entwicklung vertraut machen, um pathologische Veränderungen zu erkennen und zu wissen, in welcher Phase er therapeutisch anzusetzen hat.

5. Psychoanalytische Entwicklungstheorie

Die Psychoanalyse hat sowohl als theoretische Grundlage als auch als Behandlungsmethode für die Psychiatrie und Psychosomatik einen wichtigen Stellenwert. Neben dem Aufbau und der Funktionsweise der menschlichen Psyche bietet sie im Zusammenhang mit den einzelnen Phasen der psychischen Entwicklung ein Erklärungsmodell für Konfliktbewältigung. Der Schüler braucht diese Grundlagen, um dieses Erklärungsmodell neben anderen in seiner therapeutischen Arbeit nutzen zu können. Das Vertrautmachen mit den Themen und zu bewältigenden Aufgaben in den unterschiedlichen Entwicklungsphasen soll den Schüler auch ermutigen, sich die eigene Entwicklung bewußter zu machen, und mit eigenen Schwierigkeiten besser umzugehen. Dies ist eine wesentliche Voraussetzung für einen angemessenen Umgang mit Störungen und Verhaltensweisen (auch und gerade pathologischen) von Patienten. Wichtig ist aber auch, daß er sich mit Kritikpunkten und Weiterentwicklungen dieser Theorie auseinandersetzen kann.

6. Sozialisation

Sozialisation bedeutet Eingliederung in die Gesellschaft und macht den Menschen zu einer sozio-kulturellen Person. Die Sozialisation ist ein wechselseitiger Prozeß zwischen Individuum und Gesellschaft. In diesem Sozialisationsprozeß spielen verschiedene Sozialisationsinstanzen eine prägende Rolle. Soziale Ungleichheit findet ihren Ausdruck in der sozialen Schichtung. Psychisch Kranke zählen zu den Randgruppen unserer Gesellschaft. Für den Schüler ist es wichtig, daß er Gelegenheit bekommt, sich sehr intensiv mit der Bedeutung von Familie, Schule und beruflichen Organisationen als den wesentlichen Sozialisationsinstanzen auseinanderzusetzen. Systemisches Denken soll neben individual-genetischem und psychoanalytischem Verstehen zu einer Grundlage für die ergotherapeutische Arbeit mit Patienten, Angehörigen und Kollegen werden.

7. Beobachtung

Die ergotherapeutische Arbeit und insbesondere der ergotherapeutische Befund basieren auf Beobachtungen. Von diesen kommen wir zu Verhaltensbeurteilungen und zu Voraussagen über zukünftiges Verhalten bzw. Entwicklungen, der sogenannten Hypothesenbildung. Für die Ergotherapie ist die Beobachtung und Analyse von Gegenständen, Verhalten und Situationen von grundlegender Bedeutung. Der Schüler muß lernen, zielgerichtet und nach unterschiedlichen Methoden, z.B. frei oder systematisch zu beobachten. Da in einem Beobachtungs- und Beurteilungsprozeß mögliche Fehlerquellen enthalten sind, ist es wichtig, daß der Schüler diese berücksichtigen lernt.

8. Kommunikation

Nach Watzlawick können wir nicht "nicht kommunizieren". Kommunikation ist damit ein ständiger Bestandteil des Zwischenmenschlichen. Psychisch Kranke versuchen häufiger als andere Menschen, in ihrem kommunikativen Verhalten vage und unklar zu bleiben, um u.a. dadurch Verantwortung für ihr Tun abzugeben. Die Auseinandersetzung mit Kommunikationstheorien ermöglicht dem Schüler im Alltag und in der Berufstätigkeit, Kommunikationsstrukturen und Gesprächsverläufe zu analysieren und Verbesserungen für kommunikatives Verhalten zu entwikkeln.

9. Gesprächshaltung und Gesprächsführung

Wie schon an anderer Stelle erwähnt, ist für die Arbeit in der Psychiatrie eine gemeinsame Grundhaltung, deren Basis das Menschenbild z.B. der humanistischen Psychologie sein kann, wichtig. Der Schüler soll erkennen, daß die Bewältigung der eigenen psychischen Situation bestimmte Bedingungen und Voraussetzungen braucht. Zudem ist es wichtig unterscheiden zu lernen, in welchen Situationen nondirektives Verhalten hilfreich ist und auch ausreicht, und wann sehr direkte Anweisungen gebraucht werden. Wichtig für das spätere therapeutische Handeln ist, daß sich der Schüler schon in der Ausbildung mit nondirektiven und direktiven Gesprächstechniken vertraut macht und sich darin übt.

10. Gruppen und gruppendynamische Prozesse

Therapie in Gruppen ist im Gegensatz zur Einzeltherapie nicht nur auf das Individuum gerichtet, sondern auch auf dessen soziales Beziehungssystem. Für viele psychisch und psychosomatisch Kranke ist die Kontaktaufnahme zu anderen Menschen, das Interagieren, nicht selten ein zentrales Problem. Gruppentherapie ermöglicht es dem einzelnen u.a., seine Bedürfnisse und Fähigkeiten kennenzulernen und zu erweitern und über das Erreichen eines gemeinsamen Zieles zu einem Zugehörigkeitsgefühl zu gelangen. Der Schüler muß, um Gruppenprozesse unterstützen zu können, Kenntnisse über theoretische Grundlagen haben, muß sich aber auch mit der eigenen Rolle und den damit verbundenen Aufgaben auseinandersetzen. Hinzu kommt als Voraussetzung für die Beurteilung von Vorgängen in Gruppen und Verhaltensweisen einzelner Patienten, daß der Schüler Beobachtungskriterien kennt und Beobachtung von Interpretation unterscheiden kann.

11. Kreativität

Psychisch und psychosomatisch Kranken fällt es häufig schwer, ihren eigenen Bedürfnissen und Wünschen gemäß, die Umwelt mitzugestalten und ein größtmögliches Maß an Autonomie zu entwickeln. Dem Schüler soll deutlich werden, daß die Entfaltung des eigenen kreativen Potentials zu größerer Unabhängigkeit im Denken und Handeln führt, offener für Emotionen und Gefühle macht, den konstruktiven Umgang mit Problemen und die Fähigkeit fördert, das eigene kreative Potential zu nutzen und weiterzuentwickeln. Gerade die ergotherapeutische Ausbildung bietet mit ihrer Vielfalt an z.B. handwerklichen und gestalterischen Angeboten ein gutes Übungsfeld.

12. Lernprozesse organisieren - Vermittlung und Anleitung

Die Arbeitspädagogik beschäftigt sich u.a. mit der Struktur von Arbeitsaufgaben und -vorgängen und den didaktischen Strategien lernprozeßorientierter Arbeitserprobung. Für die Arbeitshaltung und -leistung ist die motivationale Lage des Betreffenden von wesentlicher Bedeutung. Arbeit und das Trainieren von Grundarbeitsfähigkeiten und -fertigkeiten sind ein wichtiger Bestandteil der Ergotherapie. Der Schüler soll sich mit den theoretischen Aspekten (insbesondere mit den methodisch-didaktischen Grundlagen) dieses Themenkomplexes auseinandersetzen

Außerdem soll er Gelegenheit bekommen, dieses Wissen auf eigenes Arbeitshandeln zu übertragen und zu reflektieren. Die Fähigkeit, Lernprozesse so zu gestalten, daß sie zielorientiert und nicht über- oder unterfordernd sind, kann durch eigene Erfahrung unterstützt werden.

13. Arbeitspsychologie

Die Arbeitspsychologie befaßt sich mit der Gestaltung von Arbeitsbedingungen und deren Auswirkungen auf den Menschen. Ergotherapie heißt Handeln und muß Patienten Zugang zur Arbeit ermöglichen. Welche Anforderungen an bestimmte Aufgaben und Tätigkeiten gestellt sind und welche Bedeutung Arbeitsmotivation und -zufriedenheit haben, muß dem Schüler vermittelt werden. Er erhält darüber auch die Möglichkeit, sich mit eigenen persönlichen Betrachtungsweisen und der Bedeutung von Arbeit auseinanderzusetzen.

14. Betriebswirtschaftliche Grundlagen

Befinden sich Patienten in der beruflichen Rehabilitation, so brauchen sie möglichst realitätsnahe Arbeitsbedingungen. Berufliche Rehabilitationszentren, Selbsthilfefirmen u.ä. Einrichtungen orientieren sich an den Bedingungen des Arbeitsmarktes und dem Produktionskonzept der freien Wirtschaft. Den Schülern müssen demnach die Grundlagen der Betriebswirtschaft vermittelt werden, so daß sie später in der Lage sind, Produktionsplanung, -konzeption und Verkauf mitzugestalten.

15. Gesetzliche Grundlagen

Viele Bereiche unseres Lebens unterliegen gesetzlichen Bestimmungen. Der Staat bietet insbesondere da, wo jemand durch Krankheit oder Behinderung bestimmte Aufgaben nicht bewältigen kann, gesetzlich geregelte Hilfen an. Der Schüler soll diese Angebote kennen, um beispielsweise Patienten beim In-Anspruch-Nehmen der Hilfen zu unterstützen.

2.3 Medizinische Grundlagen für die psychosozialen Behandlungsverfahren der Ergotherapie in der Psychiatrie

1. Sozialgeschichtliche und gesellschaftliche Hintergründe und Zusammenhänge

   Wird jemand in unserer Gesellschaft als psychisch krank bezeichnet, so ist damit festgelegt, daß er nicht "normal" ist. Die Auseinandersetzung mit Normbegriffen ist für den Schüler unumgänglich. Das damit verbundene Lernziel ist unter anderem, daß ihm bewußt wird, welche Einstellungen und eventuelle Vorurteile er hat, wie er selbst mit Normen umgeht und welche Bedeutung es für die Therapie hat, daß der psychisch Kranke von vornherein als abnorm bezeichnet wird.
   Die Versorgung und Behandlung psychisch Kranker hat im Lauf der Geschichte zahlreiche Wandlungen durchgemacht, die immer auch Folge von den jeweiligen politischen, gesellschaftlichen und ökonomischen Gegebenheiten und Strömungen waren. In den siebziger Jahren hat eine neue Arbeitsrichtung innerhalb der Psychiatrie, die Sozialpsychiatrie, soziale Methoden zur Vorbeugung und Beeinflussung von psychischen Störungen beschrieben. Tätigsein, Arbeit und Milieu wurden als wichtig erkannt. Der Schüler soll von der Geschichte der Psychiatrie her verstehen, wie solche Zusammenhänge (psychiatrische Versorgung einerseits und politische und ökonomische Bedingungen und Strömungen andererseits) wirken und die letzte Psychiatriereform ermöglichten, und welche Auswirkungen sie auf den heutigen Versorgungsstand hat.

2. Psychiatrische Versorgungsmodelle und die Praxis der Sozialpsychiatrie

   Durch die Entwicklung der Sozialpsychiatrie und die wachsende Bedeutung der Psychosomatik hat sich das Spektrum der Versorgungsmodelle, -einrichtungen und -konzepte wesentlich vergrößert. Dies verlangt vom Schüler, daß er einen guten Überblick über die unterschiedlichen Angebote und Ansätze hat und deren Relevanz für die

Ergotherapie erfaßt. Ergotherapie ist ein Bestandteil psychiatrischer Behandlung, der Ergotherapeut Mitglied eines therapeutischen Teams. Der Schüler muß Voraussetzungen und Funktionsweisen der Teamarbeit beschreiben und sich mit möglichen Problemstellungen auseinandersetzen.

3. Theorien/Erklärungsmodelle von psychischen Erkrankungen

Es gibt eine Reihe unterschiedlicher Ansätze und Modelle, die die Entstehung und Entwicklung von psychischen und psychosomatischen Erkrankungen zu erklären versuchen. Dem Schüler soll deutlich werden, daß die Verwendung eines bestimmten Krankheitsmodells Auswirkungen auf das therapeutische Vorgehen hat.

4. Psychiatrische Diagnostik

Für die psychiatrische Diagnose ist der Vorgang der Befunderhebung ebenso wichtig wie das Ergebnis. Der Vorgang des Diagnostizierens erfordert ein ständiges Pendeln zwischen distanzierter Beobachtung und nahem Einfühlen, ist also ohne Interaktion zwischen Patient und Therapeut nicht möglich. Der Schüler soll den Sinn und Zweck diagnostischer Verfahren verstehen und die für die Ergotherapie relevanten Informationen selektieren.

5. Behandlungsmethoden in der Psychiatrie

Viele psychiatrische Einrichtungen nutzen mehrere unterschiedliche Behandlungsmethoden nebeneinander. Damit haben sie Möglichkeiten, differenzierter und individueller auf die psychischen Störungen der Patienten einzugehen. Der Schüler soll die wesentlichen Methoden miteinander vergleichen und deren Vor- und Nachteile beschreiben.

6. Allgemeine Psychopathologie

Die Psychopathologie versucht, krankhafte, abweichende Erlebnis- und Verhaltensweisen zu beschreiben und zu benennen. Die deskriptive Psychopathologie sieht den Patienten nicht statisch, sondern in seiner Gesamtheit immer wieder neu. Der Schüler soll die Beschreibung von Symptomen und Syndromen somit als etwas Bewegtes und nicht Starres, Fixierendes verstehen. Die Psychopathologie dient als Grundlage für die Entwicklung der Therapieziele.

7.-11. Neurosen, endogene und exogene Psychosen, Borderline-Erkrankungen und Suchterkrankungen

Voraussetzung für die Therapie der unterschiedlichen psychischen Erkrankungen ist ein Verständnis der Entstehungszusammenhänge, eine möglichst genaue Beschreibung der Symptomatik und des Verlaufs. Die Schüler sollen sich mit den einzelnen Krankheitsbildern intensiv auseinandersetzen. Es soll ihnen ermöglicht werden, exemplarisch Gelerntes auf andere Krankheitsbilder bzw. deren Untergruppen zu übertragen. Wichtig ist auch, daß die für diesen Bereich relevanten sozialwissenschaftlichen Kenntnisse miteinbezogen werden.

2.4 Medizinische Grundlagen für die psychosozialen Behandlungsverfahren der Ergotherapie in der Psychosomatik

1.-3. Allgemeine Grundlagen, verschiedene Erklärungsmodelle, Erkrankungen und deren Behandlungsmöglichkeiten

Ähnlich wie bezüglich der psychiatrischen Krankheitsbilder sollen die Schüler die Möglichkeit erhalten, sich mit den allgemeinen Grundlagen der Psychosomatik, den einzelnen Erkrankungen und deren Behandlungsmöglichkeiten auseinanderzusetzen.

2.5 Psychosoziale Behandlungsverfahren der Ergotherapie

1. Therapeutische Grundhaltung und Prinzipien

Die Geschichte der Psychiatrie macht deutlich, daß die Einstellung gegenüber psychisch Kranken und damit auch deren Behandlung in engem Zusammenhang mit kulturellen, ideologischen und ethischen Faktoren steht. Der Schüler soll verstehen, daß und in welcher Weise diese Faktoren und darüber hinaus die institutionellen Bedingungen Einfluß auf die eigene Grundhaltung und die therapeutischen Möglichkeiten haben. Für seine Rolle als Ergotherapeut muß er sich mit der therapeutischen Beziehung als einer besonderen Beziehungsform auseinandersetzen. Psychisch und psychosomatisch Kranke sind in ihren Bedürfnissen und in ihren Verletzlichkeiten verschieden. Deshalb ist es für den Schüler wichtig, sich mit den jeweiligen Prinzipien, die im Umgang mit den unterschiedlichen Patientengruppen relevant sind, vertraut zu machen.

Strukturelle und persönliche Gewalt sind von Bedeutung in psychiatrischen und psychosomatischen Einrichtungen, da sie auch heute noch existent sind. Der Schüler muß schon in der Ausbildung lernen wahrzunehmen, in welchen Situationen er Zwänge ausüben und Grenzen setzen muß, und welche Möglichkeiten er hat, dies zu tun. Neben der Aufsichtspflicht, die der Ergotherapeut ebenso wie andere Teammitglieder hat, ist das Wissen über Inhalte und Merkmale von Regelungen (Gesetz über Hilfen für psychisch Kranke und Schutzmaßnahmen, Betreuungsgesetz), die u. a. den Aufenthalt von Patienten bestimmen, wichtig.

Psychisch Kranke sind während ihres Klinikaufenthaltes häufiger suizidgefährdet als andere Menschen, da sie sich in einer Krise befinden und in der Regel weniger günstige Bewältigungsmöglichkeiten zur Verfügung haben. Ergotherapeuten werden ebenso wie andere Teammitglieder mit Suizidabsichten und Suizid konfrontiert. Der Schüler soll Gelegenheit erhalten, seine persönliche Einstellung zu diesem Thema zu prüfen; er soll u.a. erfahren, wie Suizidabsichten häufig angekündigt werden, welche Handlungsmöglichkeiten es gibt und worauf er als Ergotherapeut besonders achten muß. Weitere Themen, die in der Psychiatrie von Bedeutung sind und mit denen sich der Schüler auseinandersetzen soll, sind Sexualität und Religion. Ersteres weil sexuelle Probleme und Bedürfnisse nach wie vor Tabus darstellen, letzteres weil ein Verständnis des manchmal engen Zusammenhanges zwischen Religion und Wahninhalten notwendig ist. Die eigene religiöse Einstellung sollte der Therapeut als etwas sehr Persönliches für sich wahren.

2. Theorie der Objektbeziehungen und Ergotherapie

Eine Besonderheit der Ergotherapie ist, daß sie neben der Beziehung zwischen Therapeut und Patient ihr Therapiemittel als gemeinsames Drittes hat. Es ist von großer Bedeutung, daß und wie der Patient mit diesem Dritten in Beziehung tritt. Je nach Zielsetzung ist dabei das Endprodukt/Endverhalten im Mittelpunkt der Aufmerksamkeit oder der Prozeß während des Therapiegeschehens. Die Ergotherapie nimmt Einfluß auf Objektbeziehungen durch ihr therapeutisches Angebot (Material, Aufgabe/Thema, methodisches Vorgehen und Nachbesprechungsmodus). Der Schüler soll Gelegenheit bekommen, sich mit dieser Theorie vertraut zu machen, um das eigene Angebot differenziert in der Therapie einsetzen zu können.

3. Ergotherapeutische Befunderhebung

Jede zielgerichtete Therapie braucht als Voraussetzung einen differenzierten Befund. Für die Ergotherapie sind neben einer evtl. Arbeits- und Berufsanamnese und der eigenen Befunderhebung nach bestimmten Beobachtungs- und Beurteilungskriterien und/oder Testverfahren weitere Informationen über den Patienten (Diagnose, Sozial- und Krankheitsanamnese) wichtig. Dem Schüler soll deutlich werden, daß er diese Informationen braucht, um zu einer Hypothese zu kommen, die dann Grundlage der ergotherapeutischen Zielsetzung ist.

4. Ergotherapeutische Ziele

Die ergotherapeutischen Ziele stehen in einer hierarchischen Ordnung, die ein aufbauendes und fortschreitendes therapeutisches Arbeiten ermöglicht. Der Schüler soll die unterschiedlichen Ziele (Rehabilitations-, Richt-, Grob- und Feinziele) definieren und sich mit der Bedeutung der Ziele auseinandersetzen. Er soll schon in der theoretischen Ausbildung dazu angehalten werden, Ziele zu finden und zu formulieren.

5. Ergotherapeutische Methoden

In der Ergotherapie gibt es noch keine einheitlichen Begriffsdefinitionen und Systematiken. Die Schwierigkeit, die sich daraus ergibt, muß in der Ausbildung erörtert werden. Der Schüler soll sich mit gängigen Systematiken, wie der von der Arbeitsgruppe erarbeiteten, vertraut machen.

6. Therapieplanung und -vorbereitung

Ausgehend von dem Befund und den daraus resultierenden Zielen wird der Therapieplan für eine Einzel- oder Gruppentherapie entwickelt. Der Schüler soll wissen, daß die Auswahl der Methode, des Themas, der Aufgabe und der ergotherapeutischen Mittel auf den Patienten bezogen und gut begründet sein müssen. Für die konkrete Vorbereitung der Therapieeinheit ist die Gestaltung der therapeutischen Situation von Bedeutung, da diese oft Voraussetzung dafür ist, daß sich Patienten auf die Therapie einlassen können.

7. Durchführung der Einzel-/Gruppentherapie

Die ergotherapeutische Einzel- oder Gruppenbehandlung verläuft in 3 Phasen: der Einstiegs- oder Einführungsphase, der Aktionsphase und der Reflexionsphase. Die Durchführung der Therapie verlangt vom Ergotherapeuten ganz bestimmte Aufgaben in diesen verschiedenen Phasen. Diese grundsätzlichen Aufgaben soll der Schüler kennen und auf die unterschiedlichen Methoden anwenden und entsprechend modifizieren.

8. Nachbereitung der Einzel-/Gruppentherapie

Ein unerläßlicher Faktor in jeder Therapie ist, daß das Geschehen und das eigene Tun reflektiert, ausgewertet und dokumentiert wird, damit Richt- und Rehabilitationsziele verfolgt und evtl. revidiert werden können und eine Vereinheitlichung und Kontinuität, auch in der Zusammenarbeit mit den Teammitgliedern, gewährleistet wird. Schüler sollen diese Aspekte der Nachbereitung verstehen.

9. Ergotherapeutische Handlungsfelder

Mit der Erweiterung und Differenzierung der Behandlungsangebote für psychisch und psychosomatisch Kranke haben sich auch die ergotherapeutischen Handlungsfelder vermehrt. Der Schüler soll einen Überblick über die verschiedenen Handlungsfelder und deren Konzeptionen bekommen und exemplarisch für eines ein ergotherapeutisches Konzept entwickeln.

10. Berufsidentität der Ergotherapeuten in der Psychiatrie

Unterschiedliche Gründe (unklare und unterschiedliche Erwartungen von Seiten der Mitarbeiter, Unsicherheit bezüglich der eigenen Berufsidentität) können zu Schwierigkeiten mit der eigenen Rolle und den damit verbundenen Aufgaben im Team führen. Der Schüler muß sich mit diesen Themen schon während der Ausbildung auseinandersetzen, um eine gute Grundlage für ein Selbstverständnis seines Berufes und Problemlösungsstrategien bei Schwierigkeiten entwickeln zu können.

Zusammengefaßt läßt sich sagen, daß die Anforderungen an den Ergotherapeuten, der in der Psychiatrie bzw. der Psychosomatik arbeitet, über fachspezifisches Können hinausgehen. Er ist im täglichen Umgang mit Patienten gefordert, Entscheidungen zu treffen, über Probleme nachzudenken, muß Beobachtungen und andere Informationen auswerten und dem

Team weitergeben. Es ist unumgänglich, daß er in der Auseinandersetzung mit den anderen - sei es um Therapieziele zu finden, Konzepte zu überdenken oder neu zu überarbeiten - seinen eigenen Standpunkt finden und diesen mit Hilfe gut fundierter Begründungen auch vertreten bzw. durchsetzen muß. Er muß außerdem in der Lage sein, zuzuhören, Gespräche zu führen und Patienten bei einer Aufgabe anzuleiten. Dies muß möglichst früh gelernt und geübt werden. Schüler der Ergotherapie müssen in Unterrichtsituationen immer wieder Gelegenheit erhalten, diese Fähigkeiten zu erwerben und auszubauen. Sie müssen aber auch die Notwendigkeit erkennen, daß sie sich im späteren Berufsleben eigenständig um Fort- und Weiterbildungsmöglichkeiten kümmern müssen. Insgesamt ist es wichtig, daß den Schülern während der Ausbildung die für die Behandlung gültigen Prinzipien (Klarheit, Wertschätzung, Authentizität, Verständnis) modellhaft vorgelebt werden.

3. Methodische Hinweise

Um die genannten Ziele zu erreichen, stehen in vielen Einheiten das Unterrichtsgespräch und die Partner- und Kleingruppenarbeit im Vordergrund. Diese beiden Methoden werden von Lehrervorträgen abgelöst, wenn spezielle Informationen vermittelt werden sollen oder als Einführung für eine Lernaufgabe, die dann mit einer anderen Lehrmethode weitergeführt wird. Das Unterrichtsgespräch wird da eingesetzt, wo die Schüler noch Unterstützung und Anregungen zum Weiterdenken brauchen, wo sie aber trotzdem aktiv zum Gesamtresultat beitragen können.

Viele der Unterrichtsinhalte ermöglichen einen abwechslungsreichen Ablauf. Neben dem Sachwissen, das vermittelt werden soll, sind die Schüler immer wieder aufgefordert, die emotionale und einstellungsbedingte Bedeutung der Themen für sich herauszufinden.
Im Zusammenhang mit der Psychiatrie stehen eine Reihe von Themen (Normalität, Regeln, Gewalt, Suizid, Grundhaltung), bei denen nicht genau festgelegt werden kann, was für den einzelnen richtig oder falsch ist. So geht es bei diesen auch weniger darum, daß der Schüler Kenntnisse erwirbt, sondern

daß er Verständnis für kontroverse Auffassungen entwickelt, daß er einen eigenen Standpunkt und Argumente dafür findet. In Diskussionen kann der Schüler lernen, eine eigene Meinung zu formulieren (sich festzulegen, die eigene Ausdrucksfähigkeit verbessern), den anderen zuzuhören, die verschiedenen Positionen zu überprüfen, neue Fakten hinzuzuziehen und den eigenen Standpunkt gegebenenfalls zu verteidigen.
Ein weiterer sehr wesentlicher Vorteil der Diskussion ist, daß der Schüler öffentlich in Erscheinung tritt und Rückmeldung von den anderen erhält. Darüber wird die Möglichkeit geschaffen, daß Verhaltensweisen und Einstellungen verändert und Vorurteile abgebaut werden. All diese hier beschriebenen Fähigkeiten sind zum Einen für eine konstruktive Zusammenarbeit im Team notwendig, unterstützen beim Schüler zum Anderen aber auch die Entwicklung seiner Kompetenzen als Therapeut.

4. Hinweise zum Umgang mit dem Curriculum

Das vorliegende Konzept für die Ausbildung in der Psychiatrie und Psychosomatik umfaßt mehrere Unterrichtsbereiche. Die übliche Fächerorientierung vieler Lehrpläne wurde zugunsten einer offenen, fächerübergreifenden curricularen Konzeption aufgegeben. Unserer Auffassung nach entspricht diese fächerübergreifende Konzeption der Komplexität und Vielfältigkeit der ergotherapeutischen Arbeit und Arbeitsbereiche. Darüber werden für Schüler Zusammenhänge über die Einzeldisziplinen hinaus deutlicher.

Für die Ausbildung handelt es sich dabei um 5 Unterrichtsbereiche:

1. die sozialwissenschaftlichen Grundlagen für psychosoziale Behandlungsverfahren in der Psychiatrie und Psychosomatik
2. die medizinischen Grundlagen der Ergotherapie für die psychosozialen Behandlungsverfahren in der Psychiatrie

3. die medizinischen Grundlagen der Ergotherapie für die psychosozialen Behandlungsverfahren in der Psychosomatik
4. die psychosozialen Behandlungsverfahren
5. die praktische Ausbildung

Diese einzelnen Unterrichtsbereiche werden in Themenkomplexe, z.B. "Sozialisation", strukturiert. Es befinden sich jeweils in der linken Spalte die gegliederten Unterrichtsinhalte und in der rechten Spalte Lernzielformulierungen, zumeist Grobziele, die eine zusätzliche Information bzw. Gewichtung ausdrücken.

VI. C U R R I C U L U M

FÜR DEN UNTERRICHT IN DEN BEREICHEN

PSYCHIATRIE UND PSYCHOSOMATIK

AN SCHULEN FÜR ERGOTHERAPIE

(BESCHÄFTIGUNGS- UND ARBEITSTHERAPIE)

A

SOZIALWISSENSCHAFTLICHE GRUNDLAGEN

FÜR DIE PSYCHOSOZIALEN BEHANDLUNGSVERFAHREN DER ERGOTHERAPIE

IN DER PSYCHIATRIE UND PSYCHOSOMATIK

	Die SchülerInnen sollen ....können
1. Allgemeine Aspekte der Entwicklungspsychologie	
1.1 Entwicklung als Entfaltung 1.2 Entwicklung als soziales Lernen 1.3 Entwicklung als Ineinandergreifen von Entfaltung und sozialem Lernen	- den Entwicklungsprozeß des Kindes als Ineinandergreifen von Entfaltung und sozialem Lernen aufgrund kindlicher Aktivitäten und Umweltangeboten begreifen und an Beispielen erläutern
2. Erbanlagen und Umwelteinflüsse in der Entwicklung des Menschen	
2.1 Die Bedeutung der Anlage/Umwelt-Diskussion in Pädagogik, Psychologie und Medizin	- die Thematik "Anlage-Umwelt" als Basisthema sozialwissenschaftlicher Überlegungen erkennen und die Bedeutung dieser Thematik in der Medizin beschreiben
2.2 Forschungsrichtungen und Methoden	
* Allgemeine pädagogische/psychologische Forschung: Intelligenz Charakter/Persönlichkeit	- die Inhalte der verschiedenen Forschungsansätze beschreiben und kritisch beleuchten
* Allgemeine medizinische Forschung: Vererbung von Krankheiten Genforschung	
* Spezielle medizinische/psychosoziale Forschung: Schizophrenie Sucht	

2.3 Bezüge der verschiedenen Forschungseinrichtungen zu medizinischen Bereichen z.B. Psychiatrie, Pädiatrie und zu sozialwissenschaftlichen und ergotherapeutischen Unterrichtsinhalten	- Krankheitsformen, Verhaltensstörungen und normale Entwicklungsvorgänge aus unterschiedlichen Forschungsperspektiven betrachten
2.4 Kritische Problematisierung der Anlage-Umwelt-Diskussion	- an Beispielen die verschiedenen Forschungsansätze und -aussagen kritisch beleuchten und ggf. Beiträge begründet abweisen - Entwicklung, Störungen und Krankheiten als multifaktorielles und multikausales Geschehen beschreiben
3. Lernen 3.1 Definition von Lernen 3.2 Einfache Lernarten	- Lernprozesse beschreiben und dabei einfache und komplexe Lerntheorien definieren und nutzen, sowie die wesentlichen Faktoren des Lernens in den verschiedenen Lebensphasen beschreiben
3.3 Komplexe Lernprozesse 3.4 Lernen in verschiedenen Lebensphasen 3.5 Anwendungsmöglichkeiten verschiedener Lernformen in der Ergotherapie	- Anwendungsmöglichkeiten in der Ergotherapie beschreiben

4.	**Kognitive Entwicklung nach Piaget**	- die kognitive Entwicklung des Kindes nach Piaget in ihren verschiedenen Phasen und deren Bedingungen beschreiben und erklären
4.1	Grundlagen Assimilation und Akkomodation	- an Beispielen erläutern, daß Lernprozesse des Kindes und des Erwachsenen mit Hilfe des Modells von Assimilation und Akkomodation beschrieben und erklärt werden
4.2	Phasen der Entwicklung	- darlegen, daß in jedem Lebensalter "Operationen" vergangener Phasen eine Rolle spielen
4.3	Kritiken und Revisionen von theoretischen Überlegungen zur kognitiven Entwicklung	- darlegen, daß das vorgestellte Modell der kognitiven Entwicklung ständig modifiziert wird
5.	**Psychoanalytische Entwicklungstheorie**	
5.1	Grundlagen * Instanzenmodell und Triebtheorie	- das Instanzenmodell und seine Funktionsweise im Zusammenhang mit der Triebtheorie erläutern
	* Ichfunktionen	- die Ichfunktionen beschreiben
	* Abwehrmechanismen	- die Abwehrmechanismen und deren Bedeutung nennen und an Beispielen anwenden
5.2	Phasen der psychischen Entwicklung (nach Freud / Erikson)	- die verschiedenen Phasen der psychischen Entwicklung mit den jeweiligen Aufgaben in ihrer Dynamik und den möglichen Störungen beschreiben
5.3	Weitere tiefenpsychologische Denkmodelle * Die Analytische Psychologie C.G. Jungs * Die Transaktionsanalyse von Berne	- die wesentlichen Aspekte der tiefenpsychologischen Denkmodelle von Jung und Berne beschreiben

6.	**Sozialisation**	
6.1	Einführung in die Sozialisationsforschung	- anhand des Funktionswandels der Familie vom 18. bis zum 20. Jahrhundert die soziale Bedingtheit und Veränderbarkeit sozialer Rollen und Systeme erläutern
6.2	Familie	
	* Familie als primäre Sozialisationsinstanz	- typische familiale Rollen und Delegationsmuster erläutern
	* Familie und psychische Erkrankungen	- Grundlagen des systemischen Denkens beschreiben
	* Familie und psychoanalytischer Ansatz	- darlegen, daß Verhalten u.a. aus psychoanalytischer und systemischer Sicht wahrgenommen und analysiert wird
	* Familie und systemischer Ansatz	- Konsequenzen des systemischen Denkens für die ergotherapeutische Arbeit im Team, mit Patienten, Angehörigen und Kollegen erläutern
	* Angehörigenarbeit	
6.3	Sekundäre Sozialisationsinstanzen	- die wichtigsten Sozialisationsinstanzen der heutigen Gesellschaft in ihrer sozialen Differenziertheit und Bedingtheit erläutern - anhand von Beispielen typische soziale Rollen in ihrer Bedeutung für Identität und Verhalten beschreiben
6.4	Arbeit und Beruf	
	* Der "Arbeitsplatz" als Sozialisationsinstanz	- die Bedeutung von Arbeit in ihren vielfältigen Funktionen erfassen und die Auswirkungen von Arbeitslosigkeit beschreiben
	* Arbeit und psychische Erkrankung/Arbeitslosigkeit	

7.	**Beobachtung**	
7.1	Definition von Beobachtung	- den Begriff der Beobachtung definieren
7.2	Beobachtungsmethoden	- wesentliche Beobachtungsmethoden anwenden und die Beobachtung von Interpretation und Hypothesenbildung abgrenzen
7.3	Auswertung/Beurteilung und Fehlertendenzen	
7.4	Bedeutung von Beobachtung in der Ergotherapie	- die Bedeutung der Beobachtung in der ergotherapeutischen Arbeit beurteilen
8.	**Kommunikation**	
8.1	Kommunikationsmodell nach Watzlawick	- Grundlagen der Kommunikationstheorien erläutern
8.2	Kommunikationsmodell nach Schulz v. Thun	- Kommunikationsstrukturen und Gesprächsverläufe an Beispielen analysieren - Möglichkeiten aufzeigen, Kommunikation zu verbessern - Paradoxien und Double-bind-Kommunikationen beschreiben und deren Zusammenhänge mit pathologischem Verhalten erläutern

9. Gesprächshaltung und Gesprächsführung

9.1	Menschenbild der humanistischen Psychologie	- das Menschenbild der humanistischen Psychologie und die daraus resultierende Grundhaltung beschreiben
9.2	Non-direktive Gesprächsführung	- darlegen, wie das eigene Verhalten und eine bestimmte Gesprächshaltung wesentlich den therapeutischen Prozeß beeinflussen - Methoden und Möglichkeiten nennen, das eigene Verhalten zu steuern und ein Grundgerüst für die Führung eines therapeutischen Gespräches erarbeiten
9.3	Direktive Interventionsmöglichkeiten	- die Bedeutung von direktiven Interventionen für therapeutisches Handeln erläutern
9.4	Feedback	- die Grundregeln im Geben und Nehmen von Feedback anwenden

10.	**Gruppen und gruppendynamische Prozesse**	
10.1	Theorie der Gruppe * Gruppenbildung * Merkmale von Gruppen * Gruppensituationen * Phasen im Gruppenverlauf	- Gruppensituationen anhand von Kriterien analysieren - Gruppe und gruppendynamische Prozesse beschreiben
10.2	Leitung von Gruppen * Funktion und Aufgabe von Leitung * Persönlichkeit und Gruppenleitung	- teilnehmer- und gruppenbezogene Leiteraufgaben nennen - die Art und Weise beschreiben, in der die Leiterpersönlichkeit im gruppendynamischen Prozeß wirkt
10.3	Grundprinzipien der Themenzentrierten Interaktion (TZI)	- die Grundprinzipien der TZI und deren Relevanz für die Planung und Leitung von ergotherapeutischen Gruppen darstellen
10.4	Konflikte und Konfliktlösungsmöglichkeiten	- Ursachen für Konflikte beschreiben und Konfliktlösungsstrategien entwickeln
11.	**Kreativität**	
11.1	Definition und Merkmale von Kreativität	- Kreativität definieren und in ihren Grundformen erläutern
11.2	Fördernde Bedingungen für die Kreativitätsentwicklung	- kreativitätshemmende und -fördernde Faktoren bestimmen
11.3	Hemmende Bedingungen für die Kreativitätsentwicklung	

12. Lernprozesse organisieren - Vermittlung und Anleitung

12.1	Motivation	- die wichtigsten Einflußfaktoren für Motivation und die Bedeutung von Motivierung in Vermittlungsprozessen beschreiben
12.2	Methodisch-didaktische Grundlagen * Didaktische Konzepte * Zielformulierung/Inhaltsstrukturierung * Sozialformen * Evaluation * Methodenauswahl * Vermittlung und Anleitungsprinzipien	- die wichtigsten Schritte bei der Planung von Vermittlung und Anleitung beschreiben und an einzelnen Beispielen in der ergotherapeutischen Behandlung erläutern
12.3	Anwendungsmöglichkeiten methodisch-didaktischer Prinzipien in der Ergotherapie	
12.4	Allgemeine Arbeitspädagogik * Arbeitsaufgabe * Arbeitsmittel * Anleitung * Grundform des Arbeitsvorganges (Arbeitsstufen) * Gruppenarbeit	- die allgemeinen Gesichtspunkte der Arbeitspädagogik nennen - die Grundform des Arbeitsvorganges darlegen - die konkurrierende und die arbeitsteilige Gruppenarbeit beschreiben
12.5	Lernprozeßorientierte Arbeitserprobung * Projektmethode * Handlungspsychologische Methodenansätze * Basiskonzept (Einsiedler) * Werkstattseminar (Flechsig)	- die didaktischen Strategien bei der lernprozeßorientierten Arbeitserprobung beschreiben

13.	**Arbeitspsychologie**	
13.1	Definitionen von Arbeit	- die verschiedenen Betrachtungsweisen von Arbeit und die daraus resultierenden Definitionen beschreiben
13.2	Belastung - Beanspruchung - Streß am Arbeitsplatz	- die Begriffe Belastung - Beanspruchung - Streß am Arbeitsplatz definieren und ihre Bedeutung für das ergotherapeutische Tun einschätzen
13.3	Anforderungs- und Fähigkeitsprofile / Arbeitsplatzanalyse	- unterschiedliche Systeme von Anforderungs- und Fähigkeitsprofilen sowie solche zur Arbeitsplatzanalyse nennen und exemplarisch anwenden
13.4	Arbeitsmotivation	- hemmende und fördernde Bedingungen für Arbeitsmotivation beschreiben
14.	**Betriebswirtschaftliche Grundlagen**	
14.1	Produktionsplanung * Auftragsbeschaffung * Absatzmarkt, Marktbeobachtung * Materialbeschaffung, Einkauf	- Grundlagen der Produktionsplanung und das Produktionskonzept beschreiben
14.2	Produktionskonzept * Prototyp * Materialbedarf * Kostenkalkulation * Personalplan	
14.3	Direktverkauf und Indirekter Verkauf	- Möglichkeiten des Verkaufs einschätzen
14.4	Rechnungswesen	- Grundlagen des Rechnungswesens nennen

15. Gesetzliche Grundlagen

15.1	Allgemeines Sozialrecht * Versicherungsträger * Grundsatze der Sozialhilfe	- die Versicherungsträger und Grundsätze der Sozialhilfe nennen
15.2	Rehabilitationsgesetzgebung * Medizinische Rehabilitation * Soziale Rehabilitation * Berufliche Rehabilitation	- die gesetzlichen Grundlagen und die Kostenträger der Rehabilitation nennen
15.3	Schwerbehindertengesetz	- das Schwerbehindertengesetz erläutern
15.4	Rechte der Behinderten * Definition von Behinderung * Zugang Behinderter zu ihren Rechten Feststellung der Behinderung/ Behindertenausweis	- die Definition von Behinderung und deren Feststellung beschreiben
15.5	Rechtsstellung Behinderter in Einrichtungen * Heime * Werkstätten für Behinderte * Einrichtungen der beruflichen Rehabilitation	- die Rechtsstellung von Behinderten in Werkstätten für Behinderte und in Einrichtungen der beruflichen Rehabilitation darlegen
15.6	Begleitende Hilfen im Arbeitsleben	- begleitende Hilfen im Arbeitsleben für Behinderte nennen
15.7	Rechtsprobleme aus den Bereichen * Betreuung * Freiheitsentzugsgesetz	- rechtliche Probleme aus den Bereichen der Betreuung und des Freiheitsentzugsgesetzes beschreiben

Literaturhinweise / Vorschläge zum Unterricht

- Aebli, H.: Zwölf Grundformen des Lehrens. Stuttgart 1983

- Aebli, H.: Kognitive Aspekte der Handlungstheorie. Stuttgart

- Aebli, H.: Denkprozesse. Stuttgart

- Antons, K.: Praxis der Gruppendynamik. Hogrefe 1976

- Bandura, A.: Lernen am Modell. Stuttgart 1976

- Baden Eunson, Betriebspsychologie. Mc Graw Hill Book Company Gmb Hamburg 1990

- Bilstein, J.: Entwicklung - Erziehung - Sozialisation. Projekte für Erziehungswissenschaft in der Studienstufe. Klett Verlag 1982

- Bungard, Reil, Schubert (Hrsg): Psychisch Kranke in der Arbeitswelt. Psychologie Verlags Union 1987

- Cohn, R.C.: Von der Psychoanalyse zur Themenzentrierten Interaktion. Klett-Cotta 1975

- Erikson, E. H.: Ich-Identität und Lebenszyklus. Suhrkamp 1966

- Freud, A.: Das Ich und die Abwehrmechanismen. Kindler 1964

- Gerner, B.: Das exemplarische Prinzip. Darmstadt 1972

- Goffman, E.: Stigma. Über Techniken der Bewältigung beschädigter Identität. Suhrkamp Frankfurt 1967

- Gudjons, H.: Handlungsorientiert lehren und lernen. Klinkhardt Bad Heilbrunn 1989

- Heimann, Otto, Schulz: Unterricht - Analyse und Planung, München 1976

- Hofstätter, R.P.: Gruppendynamik. Rowohlt 1986

- Jung, C. G. u. a.: Der Mensch und seine Symbole. Walter Olten 1986

- Knill, P. J.: Ausdruckstherapie. Ohlsen Verlag 1979

- Kohut, H.: Narzißmus. FAM 1973

- Leontjew, N.: Probleme der Entwicklung des Psychischen. Fischer Frankfurt 1973

- Mahler, Pine, Bergmann: Die psychische Geburt des Menschen Symbiose und Individuation. FAM 1987

- Mann, I.: Lernen können ja alle Leute. Lesen-, Rechnen-, Schreibenlernen mit der Tätigkeitstheorie. Beltz Weinheim 1990

- Matussek: Kreativität als Chance. Piper Verlag 1974

- Mentzos, St: Neurotische Konfliktbewältigung. Fischer 1982

- Mertens, W.: Psychoanalyse. Stuttgart 1981

- Meyer, H.: Leitfaden zur Unterrichtsvorbereitung. Königstein 1980

- Meyer, R. E.: Denken und Problemlösen, New York 1979

- Mietzel, G.: Wege in die Psychologie. Klett Stuttgart 1983

- Norpoth: Einführung in die Arbeitsmedizin, Leitfaden für Studium und Praxis. ecomed Verlagsgesellschaft mbH Landsberg 1991

- Oerter / Montata: Entwicklungspsychologie, Beltz Weinheim 1987

- Petzold, M.: Kreativität und Konflikte. Jungfernmann 1973

- Posse, N., Falk, J.: Lernen im Erziehungsprozeß. Projekte für Erziehungswissenschaft in der Studienstufe. Klett Stuttgart 1983

- Psychoanalytisches Seminar Zürich (Hrsg): Die neuen Narzißmustheorien.
FAM 1981

- Reimann, F.: Grundformen der Angst. Reinhardt Verlag München u. Basel 1989

- Rogers, C.: Die Klient-zentrierte Gesprächspsychotherapie. München 1973

- Satir, V.: Familienbehandlung - Kommunikation und Beziehung in Theorie, Erleben und Therapie. Lambertus 1986

- Schelder, B.: Die Psychologie des Kindes. Fischer Tb Frankfurt am Main 1977

- Schmauch, U.: Zur Psychoanalyse der frühen Geschlechtersozialisation.
FAM 1987

- Schöne, B.: Therapie statt Erziehung. Frankfurt 1989

- Schulz von Thun, F.: Bd I: Miteinander reden: Störungen und Klärungen. Rowohlt 1981, Bd II: Stile, Werte und Persönlichkeitsentwicklung Rowohlt 1989

- Seligmann, M.: Erlernte Hilflosigkeit. Urban & Schwarzenberg München 1979

- Stierlin, H.: u. a.: Das erste Familiengespräch. Klett Stuttgart 1990

- Tausch, R.: Gesprächspsychotherapie. Hogrefe 1979

- Tillmann, K.-J.: Sozialisationstheorien. Rowohlt Reinbeck 1989

- Vopel, K. P.: Handbuch für Gruppenleiter. Isko Press 1978

- Watzlawik u. a.: Menschliche Kommunikation. Huber 1985

- Wawrinowski, U.: Grundkurs Psychologie. Eine Einführung für Berufe im Gesundheitswesen. Stam Verlag 1985

- Weinberger, S.: Klientenzentrierte Gesprächsführung. Beltz 1980

- Zimbardo, P. G.: Psychologie. Springer Berlin 1992

- Zimmermann: Humane Arbeit - Leitfaden für Arbeitnehmer Band 5: Belastungen und Streß bei der Arbeit. Rowohlt Reinbek 1982

B

MEDIZINISCHE GRUNDLAGEN

FÜR DIE PSYCHOSOZIALEN BEHANDLUNGSVERFAHREN DER ERGOTHERAPIE

IN DER PSYCHIATRIE

1.	**Sozialgeschichtliche und gesellschaftliche Hintergründe und Zusammenhänge**	
1.1	Was heißt "psychisch krank"? Grenzen zwischen Normalität und psychischen Störungen Normbegriffe	- verdeutlichen, daß Abweichungen von der Norm und bestimmte seelische Erkrankungen mit gesellschaftlichen und historischen Gegebenheiten verknüpft sind und von sozialem Umfeld, Einstellungen und Werthaltungen beeinflußt werden
1.2	Geschichte der Psychiatrie * Institutionalisierung * Psychiatrie als Wissenschaft * Staat und Psychiatrie * Euthanasie	- Einstellungsänderung zur psychischen Erkrankung vor dem Hintergrund geschichtlicher und gesellschaftlicher Einflüsse und Entwicklungen beschreiben
1.3	Entwicklung der Sozialpsychiatrie * Anfänge * Reformziele * Psychiatrie-Enquête * Aufgaben der Sozialpsychiatrie	- die Bedingungen für die Entstehung und Entwicklung der Sozialpsychiatrie, ihre Ziele und ihre Aufgaben nennen
1.4	Psychiatrie in Abgrenzung zu anderen Bereichen	- die Psychiatrie zu angrenzenden Bereichen der Medizin und Sozialwissenschaft abgrenzen

2.	**Theorien/Erklärungsmodelle von psychischen Erkrankungen**		
2.1	Biologische Erklärungsmodelle	-	die verschiedenen Erklärungsmodelle für psychische Erkrankungen erläutern
2.2	Psychologische Modelle * Psychoanalytisches Modell * Systemtheoretisches Modell * Lerntheoretisches Modell * Kommunikationstheroretisches Modell	-	Ursachenerklärung, Symptomatik und angewandte Behandlungsverfahren kritisch gegenüberstellen und für sich einordnen
2.3	Psychiatrische Systematik und Epidemiologie	-	die psychiatrische Systematik verschiedener Klassifizierungen nennen und ihre Relevanz für die therapeutische Arbeit beschreiben
3.	**Allgemeine Psychopathologie**		
3.1	Aufgaben und Ziele der Allgemeinen Psychopathologie	-	Aufgaben und Ziele der Allgemeinen Psychopathologie, Symptome und Syndrome beschreiben
3.2	Symptome und Syndrome		

4.	**Psychiatrische Diagnostik**		
4.1	Methoden/Ziele * Untersuchungsgespräch * Soziale und medizinische Anamnese * Testpsychologische Untersuchung * Körperliche Untersuchung	-	unterschiedliche Methoden und deren Zielsetzungen beschreiben
4.2	Funktion und Grenzen der psychiatrischen Diagnose * Verständigungsmittel und Einordnungsfunktion * Diagnose als Therapieansatz * Diagnose als Stigma	-	Sinn, Zweck und Problematik diagnostischer Verfahren erläutern und die für die ergotherapeutische Behandlung notwendigen Informationen auswählen
5.	**Behandlungsmethoden in der Psychiatrie** * Somatische Methoden * Psychologische/psychotherapeutische Methoden * Handlungs- und körperorientierte Methoden	-	an Beispielen verschiedene Behandlungsmethoden vergleichen

6. Neurosen

6.1	Allgemeine Neurosentheorie * Konflikte und Konfliktverarbeitung * Entwicklung von Neurosen (z.B. tiefenpsychologische, lerntheoretische, systemische Sichtweise) * Allgemeine Psychodynamik, Verlauf, Prognose	-	grundlegende Theorien zur Neurosenlehre nennen, die psychoneurotischen Entwicklungen und Erkrankungsursachen verstehen und die unterschiedlichen Erscheinungsformen voneinander abgrenzen
6.2	Spezielle Neuroseformen (jeweils Symptomatik, Entstehung und Psychodynamik, therapeutische Möglichkeiten) * Depressive Neurosen * Zwangsneurosen * Hysterische Neurosen * Angstneurosen und Phobien * Hypochondrische Neurosen * Sexualstörungen	-	spezielle Neuroseformen in ihrer Entstehung, Symptomatik und ihrem Verlauf beschreiben und davon Prinzipien für den Umgang mit Patienten ableiten
6.3	Persönlichkeitsstörungen	-	Symptomatik und Klassifikation von Persönlichkeitsstörungen beschreiben und die Problematik dieser Diagnosestellung kritisch beleuchten

7. Endogene Psychosen

7.1	Die Gruppe der Schizophrenien	-	die multifaktorielle Genese der Schizophrenien beschreiben und für unterschiedliche therapeutische Ansätze nutzen
7.1.1	Erklärungsversuche und -modelle der Schizophrenie * Biogenetisch: - Streß-Diathesis-Modell - Vulnerabilitätshypothese - Informationsverarbeitungshypothese * Psychogenetisch: - Psychodynamik - Kindheit und Familie * Soziokulturelle Aspekte * Auslösefaktoren		
7.1.2	Formen und Varianten der Schizophrenien nach Leitsyndromen: paranoide, paranoid-halluzinatorische, hebephrene, katatone Schizophrenie, Schizophrenia simplex in den verschiedenen Altersstufen	-	Formen und Varianten der Schizophrenien im Hinblick auf Symptomatik, Erleben, Verlauf und Prognose darlegen

7.1.3	Entstehung und Entwicklung der akuten und chronischen Schizophrenie * Prämorbide Phase * Akut produktiv-psychotische Phase * Chronifizierung * Basisstörungen	-	die Entstehung und Entwicklung der akuten und chronischen Schizophrenie beschreiben
7.1.4	Bedeutung und Sinngehalt von Symptomen und Verhaltensweisen	-	Zusammenhänge zwischen Vorgeschichte, momentaner Situation und psychotischem Erleben erläutern
7.1.5	Therapie * Allgemeine therapeutische Grundsätze * Sozio-/Psychotherapie * Medikamentöse Behandlung * Angehörigenarbeit und Familientherapie * Nachsorge und Prophylaxe	-	ausgehend von allgemeinen therapeutischen Grundsätzen die spezifischen Ansätze der unterschiedlichen Therapiekonzepte und deren Ineinandergreifen erläutern

7.2	Affektive Psychosen	- die multifaktorielle Genese der affektiven Psychosen beschreiben und für unterschiedliche therapeutische Ansätze nutzen - Formen und Varianten der affektiven Psychosen im Hinblick auf Symptomatik, Erleben, Verlauf und Prognose darlegen - therapeutische Grundsätze und Behandlungsformen beschreiben
7.2.1	Depression, Manie, Zyklothymie * im Überblick * Erklärungsversuche und -modelle: Psychodynamische, verhaltenstheoretische, biologische Modelle	
7.2.2	Das depressive Syndrom * Symptomatik * Verlauf und Varianten der Erkrankung * Therapie: Allgemeine therapeutische Grundsätze unter Berücksichtigung von Anspruchshaltung und Aggression, medikamentöse Behandlung, Psycho-, Sozio-,Familien-, Verhaltenstherapie	
7.2.3	Das manische Syndrom * Symptomatik * Verlauf und Varianten der Erkrankung * Therapie: Allgemeine therapeutische Grundsätze unter Berücksichtigung von Anspruchshaltung und Aggression, medikamentöse Behandlung, Psycho-, Sozio-,Familien-, Verhaltenstherapie	

7.3	Die schizo-affektive Psychose * Symptome und Abgrenzung zu Schizophrenien und affektiven Psychosen	- Symptomatik und Verlauf der schizo-affektiven Psychose in Abgrenzung zu Schizophrenien und affektiven Psychosen beschreiben
	* Verlauf und Prognose	
	* Therapie	- therapeutische Möglichkeiten beschreibenen
8.	**Exogene Psychosen**	
8.1	Organisches Psychosyndrom	- die wesentlichen, körperlich begründbaren psychischen Störungen nennen
8.2	Hirnorganisch bedingte Psychosen	- jeweils Symptomatik, Verlauf und Prognose beschreiben
9.	**Borderline-Syndrome**	
	* Symptomatik * Abgrenzung gegenüber Psychose und Neurose * Erklärungsversuche und -modelle * Therapie	- die besondere Symptomatik der Borderline-Syndrome erläutern und diese von psychotischen und neurotischen Störungen unterscheiden - therapeutische Ansätze beschreiben

10. Suchterkrankungen

10.1	Abhängigkeit * Klassifikation: - stoffgebunden - nicht-stoffgebunden * Erklärungsmodelle/Entstehungsbedingungen (z.B. tiefenpsychologische, lerntheoretische, systemische Sichtweise) * Auswirkungen von Abhängigkeiten (physische, psychische und soziale)	- Klassifikation und Erklärungsmodelle von Suchterkrankungen nennen - Symptomatik, Folgeerscheinungen und therapeutische Möglichkeiten beschreiben
10.2	Alkohol- und Medikamentenabhängigkeit * Symptomatik * Psychische, physische, soziale Schäden * Systematik und Verlaufsformen * Therapeutische Möglichkeiten * Rückfallproblematik und Nachsorge * Abhängigkeit am Arbeitsplatz	- die verschiedenen Formen der Abhängigkeit voneinander abgrenzen
10.3	Drogenabhängigkeit * Arten von Drogen und ihre toxischen Auswirkungen * Einstieg und Verlauf * Folgeerkrankungen * Soziale Folgen und Kriminalisierung * Therapeutische Modelle/Konzepte	

11.	**Psychiatrische Versorgungsmodelle und die Praxis der Sozialpsychiatrie**		
11.1	Standardversorgung, "Gemeindenahe Psychiatrie" mit stationären, teilstationären und flankierenden Einrichtungen in den Bereichen Wohnen, Arbeiten und Freizeit, Spezialeinrichtungen wie Forensik	-	wesentliche Versorgungsmodelle, deren Organisationsformen und Konzeptionen nennen und deren Relevanz für die Ergotherapie erfassen
11.2	Therapeutische Konzepte und Ansätze: verhaltenstherapeutisch, tiefenpsychologisch, milieutherapeutisch und systemisch	-	unterschiedliche therapeutische Konzepte beschreiben
11.3	Hierarchie, Teamarbeit	-	Voraussetzungen und Funktionsweisen des therapeutischen Teams beschreiben und sich mit möglichen Problemstellungen auseinandersetzen

Literaturhinweise / Vorschläge zum Unterricht

Hand- und Lehrbücher:
* Dörner/Plog: Irren ist menschlich. Psychiatrie 1986
* Haring, C.: Psychiatrie. Enke Stuttgart 1989
* Huber, G.: Psychiatrie. Schattauer 1974
* Scharfetter, Ch.: Allgemeine Psychopathologie 1985
* Tölle: Psychiatrie. Springer Verlag, Berlin 1975

- Arieti, S.: Schizophrenie. Piper 1985

- Arieti/Bemporad: Depression. Klett-Cotta 1983

- Aßfalg/Rothenbacher: Die Diagnose der Suchterkrankungen. Neuland 1987

- Basaglia, F.: Die negierte Institution. Suhrkamp 1973

- Battegay, R.: Depression. Huber 1987

- Blasius, D.: Der verwaltete Wahnsinn. Fischer 1980

- Bock/Weigard (Hrsg.): Handwerksbuch Psychiatrie. Psychiatrie Verlag 1991

- Böker/Brenner (Hrsg.): Bewältigung der Schizophrenie. Huber 1986

- Bräutigam, W.: Reaktionen, Neurosen, Psychopathien. Thieme 1972

- Dörner u. a.: Gemeindepsychiatrie. Kohlhammer Studienbuch 1979

- Feuerlein, W.: Alkohol - Mißbrauch und Abhängigkeit. Thieme 1984

- Griffith, E.: Arbeit mit Alkoholkranken. Beltz 1986

- Herzog, G.: Krankheitsurteile. Psychiatrieverlag 1984, Treffbuch Band 3

- Kernberg, O. F.: Borderline-Störungen und pathologischer Narzißmus. FAM 1978

- Matakas, F.: Neue Psychiatrie. Vandenhoeck & Ruprecht 1992

- Kisker, Freyberger, Rose, Wulff: Psychiatrie, Psychosomatik, Psychotherapie. Thieme Verlag Stuttgart 1991

- Lohmer: Psychiatrische Praxis (Diagnostik und Borderline-Störungen).
Thieme Verlag 1990

- Mentzos, St.: Psychodynamische Modelle in der Psychiatrie. Vandenhoeck & Ruprecht 1991

- Mentzos, St.: Neurotische Konfliktverarbeitung. Fischer 1982

- Rhode-Dachser, Ch.: Das Borderline-Syndrom. Huber 1979

- Rüger, U.: Neurotische und reale Angst. Der Beitrag zur Psychoanalyse zur Erkennung, Therapie und Bewältigung von Angst in der klinischen Versorgung und im psychosozialen Feld. Göttingen 1984

- Scharfetter, Ch.: Schizophrene Menschen. Urban & Schwarzenberg München 1983

- Süllwoll, L.: Schizophrenie. Kohlhammer Stuttgart 1986

C

MEDIZINISCHE GRUNDLAGEN

FÜR DIE PSYCHOSOZIALEN BEHANDLUNGSVERFAHREN DER ERGOTHERAPIE

IN DER PSYCHOSOMATIK

1.	**Allgemeine Grundlagen**	
1.1	Definition der Psychosomatik * Leib/Seele - Problematik * Ausdrucks- und Bereitstellungs-erkrankungen	- die Wechselwirkung psychischer und physischer Faktoren bei Erkrankungen erläutern
1.2	Stellung der Psychosomatik in der Gesamtmedizin	- die Stellung der Psychosomatik innerhalb der Gesamtmedizin darlegen
1.3	Behandlungsansätze in der Psychosomatik	- Behandlungsansätze in der Psychosomatik nennen
2.	**Verschiedene Erklärungsmodelle**	
2.1	Konversionsmodell (Sigmund Freud)	- verschiedene psychodynamische Modelle beschreiben und beispielhaft Krankheitsgeschehen mit Hilfe dieser Modelle begründen
2.2	Konfliktspezifisches Modell (Franz Alexander)	
2.3	Modell der zweiphasigen Verdrängung (Alexander Mitscherlich)	
2.4	Modell der De- und Resomatisierung (Max Schur)	

3. Erkrankungen und deren Behandlungsmöglichkeiten	
3.1 Eßstörungen * Anorexia nervosa * Bulimie * Adipositas	- das klinische Bild der jeweiligen psychosomatischen Erkrankung erläutern - die Erkrankungen auf dem Hintergrund der frühkindlichen Entwicklung und der aktuellen Psychodynamik verstehen und erläutern - die erworbenen Kenntnisse in Fallanalysen anwenden
3.2 Psychosomatosen der Haut und Immunerkrankungen * Atopische Neurodermitis * Rheumatische Arthritis	
3.3 Psychosomatosen des Verdauungstraktes * Ulcus ventriculi * Colitis ulcerosa * Morbus Crohn	
3.4 Psychosomatosen der Atmung * Asthma bronchiale	
3.5 Psychosomatosen der Herz- und Kreislauferkrankungen * Herzphobie * Herzinfarkt * Essentielle Hypertonie	

3.6 Psychosomatosen der endokrinologischen Erkrankungen
* Hyperthyreose
* Diabetes mellitus

3.7 Funktionelle psychosomatische Erkrankungen

Literaturhinweise / Vorschläge zum Unterricht

- Beck, D.: Krankheit als Selbstheilung. Suhrkamp 1981

- Bräutigam/Christian: Psychosomatische Medizin. Thieme 1986

- Hoffmann/Hochapfel: Einführung in die Neurosenlehre und psychosomatische Medizin. Schattauer Stuttgart 1979

- Langedorff, M.: Die heimliche Sucht, unheimlich zu essen. Fischer 1985

- Mitscherlich, A.: Krankheit als Konflikt. Suhrkamp 1966

- Overbeck, G. u. A.: Krankheit als Anpassung. Suhrkamp 1984

- Overbeck, G. u. a.: Seelischer Konflikt und körperliches Leiden, Fachbuchhandlung für Psychologie. Verlagsabteilung 1988

- Uexküll: Lehrbuch der Psychosomatischen Medizin. München, Wien 1986

D

PSYCHOSOZIALE BEHANDLUNGSVERFAHREN DER ERGOTHERAPIE

1.	**Therapeutische Grundhaltung und Prinzipien**		
1.1	Bedeutung von kulturellen, politischen und ethischen Einflüssen für die therapeutische Grundhaltung	-	die Bedeutung von unterschiedlichen gesellschaftlichen Einflüssen auf die Einstellung dem psychisch Kranken gegenüber beschreiben
1.2	Bedeutung institutioneller Bedingungen in der Psychiatrie	-	den Einfluß institutioneller Bedingungen auf die therapeutische Grundhaltung und das ergotherapeutische Tun beschreiben und kritisch beleuchten
1.3	Die Beziehung zwischen Patient (Klient) und Therapeut	-	die Merkmale einer therapeutischen Beziehung auch in Abgrenzung zu anderen Beziehungsformen beschreiben

1.4	Prinzipien im Umgang mit Patienten mit verschiedenen psychischen Erkrankungen	- Prinzipien, die im Umgang mit Patienten mit unterschiedlichen psychischen Erkrankungen wichtig sind, nennen und deren Einfluß auf die Therapeut/Patient-Beziehung einschätzen
1.5	Besondere Problemstellungen * Gewalt und Zwang	- sich mit dem Vorhandensein von Gewalt und Zwang in der Psychiatrie auseinandersetzen und Möglichkeiten erörtern, die das Auftreten von Gewalt und Zwang verringern - die wichtigsten Hilfen und Zwangsmaßnahmen, die das PsychKG regelt, nennen und die Auswirkungen dieses Gesetzes für den Patienten prüfen
	* Suizid	- Ursachen und Motive von Suizidalität und das besondere Verhalten von Suizidgefährdeten (Suizidrisiko) beschreiben - Handlungsmöglichkeiten bei Patienten mit Suizidabsichten nennen
	* Sexualität * Religion	- die besondere Bedeutung der Themen Sexualität und Religion erörtern

2.	**Theorie der Objektbeziehungen und Ergotherapie**		
2.1	Definition	-	Objekt und Objektbeziehungen definieren und die verschiedenen Dimensionen und Objektmuster beschreiben
2.2	Dimension von Objektbeziehung und Objektmuster		
2.3	Objektbeziehung als Erlebensprozeß	-	die Objektbeziehung als Erlebensprozeß mit seinen Bestandteilen und seiner Dynamik erläutern
2.4	Einflußfaktoren auf die Dynamik des Prozesses	-	die ergotherapeutischen Einflußfaktoren nennen und an Beispielen anwenden

3. Ergotherapeutische Befunderhebung

3.1	Bedeutung der psychiatrischen Diagnose	- Bedeutung und Stellenwert der psychiatrischen Diagnose für die ergotherapeutische Behandlung erläutern
3.2	Anamnesen * medizinische und soziale Anamnese * Arbeitsanamnese	- differenzierte Informationen über den Patienten für die eigene Befundauswertung und Zielsetzung nutzen - Arbeitsanamnese erheben und auswerten
3.3	Ergotherapeutischer Befund * Bedeutung der Rahmenbedingungen für die Befunderhebung * Beobachtungs- und Beurteilungskriterien * mögliche Testverfahren * Vorgehensweise	- einen ergotherapeutischen Befund erheben - Beobachtungs- und Beurteilungskriterien entwickeln unter Berücksichtigung der Rahmenbedingungen
3.4	Interpretation des ergotherapeutischen Befundes unter Berücksichtigung aller Informationen	- unter Berücksichtigung aller Informationen eine Hypothese bilden, die als Grundlage für die ergotherapeutische Zielsetzung dient

4.	**Ergotherapeutische Ziele**	
4.1	Bedeutung von Zielsetzung	- die Wichtigkeit des Formulierens von Zielen für die Behandlung erläutern
4.2	Rehabilitations-, Richt-, Grob- und Feinziele	- die in einer Hierarchie stehenden Zielbegriffe definieren - am Beispiel Ziele formulieren
5.	**Ergotherapeutische Methoden**	
5.1	Zur Problematik der Begrifflichkeit und Systematik ergotherapeutischer Methoden und Darlegung des derzeitigen Diskussionsstandes	- gängige Begriffe und Systematiken der ergotherapeutischen Verfahren in der Psychiatrie nennen - die Schwierigkeiten beim Festlegen auf eine eindeutige Nomenklatur für die ergotherapeutischen Methoden darlegen

5.2 Subjektbezogene - ausdruckszentrierte Methode

Merkmale:
* gestalterisches Arbeiten in freier Assoziation oder mit zielgerichteter Thematik
* Arbeiten am Konflikt/Problem des Patienten über individuelle Gestaltung unter Einbeziehung des Prozesses

Zielsetzung:
* Wahrnehmen eigener seelischer Vorgänge (Introspektion)
* Ausdrucksmöglichkeiten finden für das momentane Befinden
* Sensibel werden für Zusammenhänge zwischen Lebensgeschichte und den zugrundeliegenden Konflikten
* sich mit eigenen Gefühlen, Wünschen und Bedürfnissen auseinandersetzen
* Offenheit und Realitätsbezug erweitern

Vorgehen:
Der Therapeut
* bietet in Einzel- oder Gruppentherapie verschiedene Therapiemittel mit oder ohne Themenstellung an
* gibt spezielle Regeln bekannt
* beobachtet die Gestaltung, das Verhalten des Patienten und den Prozeß
* reflektiert mit dem/den Patienten das Ergebnis und das Geschehen auf der Basis tiefenpsychologisch- oder systemisch-orientierter Konzepte

- die subjektbezogene - ausdruckszentrierte Methode als diejenige beschreiben, bei der im Vordergrund des therapeutischen Bemühens steht, dem Individuum Wege zu eröffnen, eigenes Erleben zum Ausdruck zu bringen und zu reflektieren
- darlegen, daß die Anwendung dieser Methode das Wahrnehmen eigener Grenzen sowie Weiterbildung und ständige Reflexion erfordert
- die Notwendigkeit von Aus- und Weiterbildung für die Anwendung tiefenpsychologischer Methoden erläutern

5.3 Soziozentrierte-interaktionelle Methode

Merkmale:

* Angebot von gestalterischen und/oder handwerklichen Techniken, Spielen, Rollenspielen und Freizeitaktivitäten in Gruppen unter sozial-integrativen und entwicklungsdynamischen Aspekten

Zielsetzung:

* Erkennen und Äußern eigener Wünsche, Ideen, Meinungen und Gefühle
* Fähigkeit zur Übernahme von Verantwortung für sich und andere verbessern
* Entscheidungsfähigkeit entwickeln
* Durchsetzungs- und Integrationsfähigkeit erweitern
* Erkennen und Annehmen der eigenen Möglichkeiten und Grenzen (Selbsteinschätzung)
* Kritikfähigkeit erhöhen
* Konfliktfähigkeit erweitern

Vorgehen:

Der Therapeut oder die Gruppe

* trifft Entscheidungen bezüglich Art und Umfang der Gruppenaktivität, z.B. Projekt, Interaktionsspiel, Freizeitaktivität

Der Therapeut

* beobachtet das Gruppengeschehen, initiiert und unterstützt Kommunikations- und Entscheidungsprozesse
* reflektiert mit der Gruppe deren Interaktion und Dynamik
* erarbeitet mit der Gruppe Konflikt- und Problemlösungsstrategien

- die soziozentrierte - interaktionelle Methode als eine ergotherapeutische Aktivität beschreiben, bei der Kommunikations- und Interaktionsprozesse im Vordergrund stehen

5.4 Subjektbezogene - alltagsorientierte Methode

Merkmale:
* Einsatz von handwerklichen Techniken, Trainingsprogrammen, Aktivitäten des täglichen Lebens

Zielsetzung:
* Verbesserung der psychischen Grundfunktionen:
  - Verbesserung der Selbsteinschätzung
  - Verbesserung der Handlungsplanung
  - Entwicklung von Initiative

Therapeutisches Vorgehen:
Der Therapeut
* gibt dem Patienten eine konkrete Aufgabe oder regt zu eigener Entscheidung bei der Auswahl an
* bespricht mit dem Patienten gemeinsam die Arbeitsschritte, legt Arbeitsphasen, Pausen und dgl. fest (Arbeitsbündnis)
* unterstützt und korrigiert den Patienten bei der Arbeit/Tätigkeit
* reflektiert mit ihm, ob die Ziele erreicht wurden, Fort- und Rückschritte, Problemlösungsstrategien, das weitere Vorgehen

- die subjektbezogene - alltagsorientierte Methode als eine ergotherapeutische Aktivität beschreiben, bei der es um den Erwerb oder die Förderung von Kompetenzen zur Bewältigung des Alltags geht

5.5 Arbeits- und berufsorientierte Methode

Merkmale:

* Einsatz von Tätigkeiten/Arbeiten aus den Bereichen Handwerk, Dienstleistung, Industrie, Büro/Verwaltung in Form von Auftragsarbeit, Eigenproduktion und/ oder Übungsarbeiten und Arbeitsproben. Vorrangige Prinzipien sind Realitäts- und Rollenorientierung (z.B. Patient - Arbeitnehmer)

Zielsetzung:
Entwickeln/Erlangen von Arbeitsfähigkeiten im instrumentellen und sozioemotionalen Bereich, vor allem

* realistische Selbsteinschätzung
* soziale Fähigkeiten (Umgang mit Kollegen/Vorgesetzten)
* Übernahme von Verantwortung entsprechend vorgegebener Grenzen
* adäquate Handlungsplanung und -ausführung

- die arbeits- und berufsorientierte Methode als eine ergotherapeutische Aktivität beschreiben, die die Förderung (Erwerb) der Arbeitsfähigkeiten und die Unterstützung der beruflichen Rehabilitation als Schwerpunkte hat

- alle Elemente eines arbeitsorientierten Prozesses und einer sinnvollen Rehabilitationsplanung beschreiben und klienten-zentriert auswählen

Therapeutisches Vorgehen:
Der Therapeut

* gestaltet ein möglichst realitätsnahes "Arbeitsmilieu"
* sorgt für eine klientengerechte Arbeitsplatzgestaltung unter ergonomischen und arbeitspsychologischen Gesichtspunkten
* entscheidet, stellt Regeln auf über die berufsfeldbezogenen Arbeitsangebote
* verteilt nach klientenorientierten Gesichtspunkten Arbeitsaufträge und gibt Anleitungen/Hilfestellungen
* trifft ein Arbeitsbündnis mit den Klienten
* erarbeitet aufgrund der Arbeitsdia gnostik eine realistische Rehabilitationsplanung und -zielsetzung zusammen mit dem Klienten
* führt mit dem Klienten Arbeitsvor- und nachbesprechungen und reflektiert mit ihm den Arbeitsprozeß und das Arbeitsverhalten

6. Therapieplanung und -vorbereitung (Einzel- und Gruppentherapie)

6.1	Auswahl der Methode, des Themas, der Aufgabe und der ergotherapeutischen Mittel	- die einzelnen Planungsschritte beschreiben - ausgehend von dem therapeutischen Befund und den daraus resultierenden Zielen, einen Therapieplan entwickeln und begründen
6.2	Gestaltung der therapeutischen Situation unter Berücksichtigung der Rahmenbedingungen * Raum/Arbeitsplatz * Zeitliche und inhaltliche Strukturierung * Sozialformen	- die für die therapeutische Situation wichtigen Rahmenbedingungen beschreiben

7.	**Durchführung der Einzel-/Gruppentherapie**	
7.1	Aufgaben in der Einstiegs- oder Einführungsphase * Kontaktaufnahme * Überblick geben * Sozialformen bekanntgeben * Aufgaben und Themen stellen	- die grundsätzlichen Aufgaben in den verschiedenen Phasen des Therapieverlaufes beschreiben - diese auf unterschiedliche ergotherapeutische Methoden anwenden
7.2	Aufgaben in der Aktionsphase * anleiten, begleiten * unterstützen * beobachten nach verschiedenen Kriterien	
7.3	Aufgaben in der Reflexionsphase * Nachbesprechung durchführen * Therapieeinheit beenden	

8.	**Nachbereitung der Einzel-/Gruppentherapie**		
8.1	Reflexion des Therapieverlaufs und des Therapeutenverhaltens	-	Elemente einer Therapieeinheit, die reflektiert werden müssen, nennen und erläutern, wie diese auszuwerten sind
8.2.	Auswertung und Revision		
8.3	Dokumentation und Informationsweitergabe	-	Formen von Dokumentation und mündlicher Informationsweitergabe an Beispielen anwenden und deren Bedeutung beurteilen
9.	**Ergotherapeutische Handlungsfelder**		
9.1.	Konzepterstellung * Bestandteile eines Konzeptes * Aufbau eines Konzeptes	-	ergotherapeutische Handlungsfelder beschreiben und exemplarisch ein ergotherapeutisches Konzept für eines dieser Handlungsfelder entwickeln

9.2 Beispiele von Handlungsfeldern

* medizinische Rehabilitation
  - Landeskrankenhaus/Fachklinik
  - Abteilungen am Allgemeinkrankenhaus
  - Tagesklinik
  - Ergotherapiepraxis
* berufliche Rehabilitation
  - Werkstatt für Behinderte
  - Berufliches Trainingszentrum
  - Berufsbildungswerk/Berufsförderungswerk
* soziale Rehabilitation
  - Tagesstätte
  - Wohnheim

10. Berufsidentität der Ergotherapeuten in der Psychiatrie

10.1	Zusammenarbeit im Team	- Voraussetzungen für die Zusammenarbeit im Team erläutern - Problemlösungsstrategien bei Schwierigkeiten entwickeln
10.2	Rolle	- die Rolle des Ergotherapeuten und seinen damit verbundenen Aufgaben und Kompetenzen in einem multiprofessionellen Team beschreiben und mit den eigenen beruflichen Vorstellungen vergleichen
10.3	Selbstverständnis	- wesentliche Faktoren, die die "Identität" bestimmen, beschreiben und auf den eigenen Beruf übertragen

Literaturhinweise / Vorschläge zum Unterricht

Grundlagenbuch:
* Scheiber, I.: Ergotherapie in der Psychiatrie. Bardtenschlager Stam Verlag Köln 1989

- Alssen-Crewett, M.: Kunst und Therapie mit Gruppen (Aktivitäten, Themen, Anregungen für die Praxis), Verlag Modernes Lernen Dortmund 1987

- Budjuhn: Die psychosomatischen Verfahren. Modernes Lernen. Dortmund 1992

- Ciompi, L.: Sozialpsychiatrische Lernfälle. Psychiatrie Verlag 1985

- Cumming u. Cumming: Ich und Milieu, Theorie und Praxis der Milieutherapie. Verlag für medizinische Psychologie, Göttingen 1979

- Dörner/Plog: Irren ist menschlich. Psychiatrie Verlag Bonn 1990

- Durkheim, E.: Der Selbstmord. Luchterhand 1973

- Finzen, A.: Der Patientensuizid. Psychiatrie 1988

- Finzen, A.: Suizidprophylaxe bei psychischen Störungen. Psychiatrie 1989

- Fischer: Berufsfindung und Arbeitserprobung, Berufliche Rehabilitation Behinderter. Verlag Modernes Lernen Dortmund 1987

- Franzke: Der Mensch und sein Gestaltungserleben. Huber Verlag 1977

- Furth, G. M.: Heilen durch Malen (Die geheimnisvolle Welt der Bilder). Walter Verlag Olten 1991

- Gräff: Konzentrative Bewegungstherapie in der Praxis. Hipprokates

- Groß: Mannheimer Schriften zur beruflichen Rehabilitation und Integration: Arbeitstherapie. Ehrenhof Verlag Mannheim 1987

- Hack, Angermeyer: Rehabilitation durch Arbeit. Beltz Verlag Weinheim, Basel 1979

- Haerlin: Fachkreis Arbeitstherapie: Schriften zur Arbeitstherapie

- Jacobi: Vom Bilderbuch der Seele, Walter. Olten 1969

- Kaiser/Schanz/v. Rotberg: Objektbeziehungen und Ergotherapie. Schulz-Kirchner-Verlag Idstein 1989

- Melba: Fähigkeits- und Anforderungsanalysen. Universität Gesamthochschule Siegen 1991

- Riedel, I.: FORMEN (Kreis, Kreuz, Dreieck, Quadrat, Spirale) FARBEN (In Religion, Kunst, Gesellschaft und Psychotherapie) Kreuz Verlag Stuttgart 1985

- Vopel, K. W.: Handbuch für Gruppenleiter. Interaktionsspiele für Erwachsene Band 1 - 9

V. Praktische Ausbildung

1. Prinzipien der praktischen Ausbildung

Oberstes Ziel der praktischen Ausbildung ist es, die bisher erworbenen Kenntnisse und Fertigkeiten zu integrieren und im therapeutischen Prozeß zu nutzen.

Prozeßorientierung

Zur Grundhaltung in der ergotherapeutischen Arbeit gehört, dem Patienten möglichst unvoreingenommen zu begegnen und ihn wertzuschätzen. Der Patient muß da abgeholt werden, wo er sich gerade befindet, und er muß in seinem eigenen Prozeß begleitet werden. Aber nicht nur Therapie sondern auch Lernen ist als Prozeß zu verstehen. Das heißt, daß Praxisanleiter und -betreuer die gegenwärtigen Möglichkeiten und Grenzen des Schülers wahrnehmen und ihn dabei unterstützen müssen, diese als Ausgangspunkt für seinen eigenen "therapeutischen Weg" zu nehmen. Weiter müssen sie sich an den Schritten, die der einzelne Schüler in der jeweiligen Einrichtung zu gehen vermag, orientieren. Unter Beachtung der Ausbildungsziele soll der Schüler Hilfestellung in seinem weiteren Lernprozeß erfahren.

Selbständigkeit

Die Vielfalt der beruflichen Handlungsfelder für Ergotherapeuten verlangt in besonderer Weise, die Selbständigkeit der Schüler zu fördern. Sie müssen die Möglichkeit erhalten, selbständig zu arbeiten und Verantwortung zu übernehmen. Sie sollen ihren Lernprozeß in hohem Maße selbst steuern lernen. Das heißt, der Schüler muß wissen, welche Kenntnisse und Fähigkeiten er hat, und welche er noch erwerben muß, wann er eigenständig Entscheidungen treffen muß, und wo seine Grenzen liegen.

2. Phasen der praktischen Ausbildung

Phase der Einarbeitung

Die ersten Wochen haben eine Basisfunktion. Die Schüler sind über einen längeren Zeitraum hinweg in die ergotherapeutische Arbeit eingebunden. In diesen Wochen liegt der Schwerpunkt der Lernanforderungen im Kennenlernen der beruflichen Situation, im Finden einer eigenen Rolle, in der Aufgeschlossenheit den Verhältnissen und den Ansprüchen gegenüber. In der ersten Phase haben die Praxisanleiter und betreuenden Lehrkräfte vor allem den Auftrag, Informationen zu geben, Kontakte zu unterstützen und konkrete Aufgaben zu stellen.

Phase der Erarbeitung

Der Schüler arbeitet in dieser Phase nach Anleitung zunehmend selbständig. Die Praxisanleiter und die betreuenden Lehrkräfte sind vor allen Dingen Vermittler und geben gezielte Hilfestellung und Unterstützung.

Phase der Selbständigkeit

In den letzten Wochen wird vor allem die Selbständigkeit des Schülers gefordert. Die eigenverantwortliche Planung und Durchführung der Behandlung soll unter Beweis gestellt werden. Jetzt überprüfen und korrigieren die Anleiter und Betreuer die gezeigte Leistung. Am Ende dieser Phase beurteilen sie, wie der Schüler den Anforderungen im Bereich der Psychiatrie bzw. der Psychosomatik entspricht.

3. Organisationsstruktur

Verschiedene Modelle von Organisationsstrukturen für die Ausbildung sind bereits in den "Empfehlungen zur praktischen Ausbildung" (Idstein 1989) vorgestellt worden. Grundtendenz aller dieser Modelle ist, daß die Schüler mit einer entsprechenden Vorbereitung durch den medizinischen, sozialwissenschaftlichen und fachspezifischen Unterricht in die praktische Ausbildung gehen. Denkbar ist auch ein praxis-begleitender fachspezifischer Unterricht, der dann allerdings gut auf die Phasen und die Bedingungen der praktischen Ausbildung abgestimmt sein muß. Wird praktikumsbegleitender Unterricht erteilt, so muß die praktische Ausbildung um die entsprechende Stundenzahl zeitlich verlängert werden, denn der theoretische Unterricht ist nicht Teil der praktischen Ausbildung.

4. Auswahl der Praktikumsstellen für die praktische Ausbildung

Die Auswahl der Stellen für die praktische Ausbildung obliegt der Verantwortung der Schule.

Die Auswahl soll bestimmt davon sein, daß die Ausbildungsstellen aufgrund der fachlichen Qualifikation der künftigen Anleiter, der institutionellen Bedingungen und des Klientels für die praktische Ausbildung geeignet sind.

Es muß gewährleistet sein, daß der Anleiter die in der Schule gelehrten fachspezifischen Inhalte auch tendenziell in seiner Arbeit verwirklicht und gleiche ethische Grundhaltungen vertritt.

In fachspezifischer Hinsicht werden sich in unterschiedlichen Einrichtungen unterschiedliche Konzepte oder schwerpunktmäßige Anwendung ergotherapeutischer Verfahren und Methoden finden. Deshalb kann der einzelne Schüler dort nur exemplarisch lernen und nie umfassend alles, was im theoretischen fachspezifischen Unterricht angeboten wird. Damit die Schüler ihre Erfahrungen zu einer komplexeren Sichtweise zusammenfügen können, ist es sinnvoll, Ausbildungsstellen mit unterschiedlichen Schwerpunkten auszuwählen. Allerdings muß dann die Schule den Austausch von Erfahrungen unter den Schülern gewährleisten.

Bei der Auswahl ist auch entscheidend, daß in der Institution dem Schüler entsprechende Lernbedingungen bereitgestellt werden können. Dazu gehört, daß der Schüler Gelegenheit hat, bei der Behandlung von Kollegen zu hospitieren, an Teamsitzungen teilzunehmen. Des weiteren ist wichtig, daß der Anleiter bereit und zeitlich in der Lage ist, dem Schüler bei Behandlungen zuzusehen, und daß dem Anleiter genügend Zeit zur Verfügung steht, regelmäßige Besprechungen mit dem Schüler durchzuführen.

Der Anleiter muß auch mit den grundsätzlichen Normen, den Lernzielen und Lernschritten, die von Seiten der Schule für die praktische Ausbildung gültig sind, einverstanden sein und sich zum großen Teil mit ihnen identifizieren. Er darf vor allem, wie es mitunter vorkommt, die Schule nicht als "Feind" des Schülers erleben, sondern muß sich seiner Rolle als Lehrender gegenüber dem Schüler bewußt sein.

Es ist sinnvoll, daß unter diesen Aspekten die Auswahl der Ausbildungsstellen maßgeblich durch die Lehrkraft erfolgt, die über das entsprechende ergotherapeutische und psychiatrische Fachwissen verfügt und die den fachspezifischen Unterricht erteilt. Dies entbindet die Ausbildungsleitung nicht von der Pflicht, für die Einhaltung der Bedingungen Sorge zu tragen.

5. Betreuung der praktischen Ausbildung

Da die Schule Verantwortung für die praktische Ausbildung trägt, ist sie auch in der Pflicht, diesen Ausbildungsabschnitt zu betreuen und zu überwachen.

Betreuung der praktischen Ausbildung heißt, den Schüler auf seinem Lernweg zu begleiten, die Lernschritte zu strukturieren, ihm Lernhilfen zu geben, falsche Ansätze zu korrigieren und Kontrolle darüber zu haben, ob der Schüler die gestellten Lernziele auch erfüllen kann.

Gerade in bezug auf die ausreichende Erfüllung der Lernziele, die den Schüler befähigen soll, ergotherapeutische Behandlung zum Nutzen kranker Menschen adäquat durchzuführen, ist die Schule in besonderer Verantwortung, vor allem gegenüber den später von dem zukünftigen Ergotherapeuten zu behandelnden Patienten.

Wenn ein Schüler sich im Laufe der praktischen Ausbildung selbst mit großer Unterstützung nicht dahingehend entwickeln kann, daß er ergotherapeutische Behandlung und kommunikativen Umgang mit Patienten mit Effektivität und ohne Schaden für Patienten durchführen kann, so darf die Schule diesem Schüler ein "Erfolgreich" nicht bescheinigen.

Betreuung der praktischen Ausbildung ist aber nicht nur in bezug auf den Schüler wesentlich. Sie ist auch wichtig, um die Zusammenarbeit zwischen Anleiter und Schule zu fördern und zu stabilisieren. Es genügt nicht, dem Anleiter rezeptiv curriculare Inhalte vorzulegen und ihm einen "Pflichtkatalog" über die Anleitung zur Verfügung zu stellen. Vielmehr muß die individuelle Ausgangslage zur Ausbildungssituation des spezifischen Schülers jeweils neu thematisiert und die Bedingungen und Erfordernisse innerhalb der jeweiligen Ausbildungsabschnitte gesondert reflektiert werden.

Um diesem Auftrag gerecht werden zu können, ist die Schule in der Pflicht, für eine regelmäßige Betreuung in zeitlich kurzen Abständen Sorge zu tragen. Die Betreuung muß durch eine Ergotherapeutin erfolgen, die genügend fachliche Erfahrungen, hier in der Psychiatrie, besitzt. Ein Betreuer ohne diese Erfahrung ist nicht in der Lage, fachbezogene Fragestellungen aufzuarbeiten und eine an den Erfordernissen psychiatrischer Ergotherapie orientierte Beurteilung der Gesamtsituation vorzunehmen. Er kann deshalb seiner Aufgabe nicht gerecht werden. Am günstigsten erfolgt die Betreuung durch die hauptamtliche Lehrkraft, die auch den fachspezifischen Unterricht erteilt.

Neben der Betreuung der praktischen Ausbildung, sozusagen am Ort des Geschehens, plädiert die AG dafür, fachliche Fragestellungen und Fragestellungen, die sich aus der therapeutischen und mitmenschlichen Beziehung ergeben, praktikumsbegleitend im Unterricht aufzuarbeiten.

Die Bearbeitung fachlicher Fragen mit allen Schülern, die gleichzeitig in der Psychiatrie/Psychosomatik in der praktischen Ausbildung sind, sollte durch die ET-Lehrkraft, die idealerweise auch Betreuerin der praktischen Ausbildung ist, erfolgen. Inhaltlich ist es hier wichtig, den Erfahrungsaustausch der Schüler bezüglich verschiedener Konzepte und Vorgehensweisen zu initiieren und Problemstellungen allgemein fachlicher Art zu diskutieren.

Eine Auseinandersetzung mit der eigenen Person im Zusammenhang mit dem Einlassen auf therapeutische Beziehungen kann am besten eine Supervision leisten.

Indem dem Schüler in der praktischen Ausbildung Supervision angeboten wird, lernt er zu reflektieren, sein eigenes Einbezogensein zu verstehen und seine Handlungskompetenz in der therapeutischen Situation zu erweitern.

In der Supervision wird mitunter ein sehr persönliches Feld betreten, deshalb sollte der Leiter einer Supervision nicht zum hauptamtlichen Lehrkörper der Schule gehören. Die direkten personenspezifischen Probleme sollen unter Schweigepflicht gestellt werden.

V. CURRICULUM

FÜR DIE PRAKTISCHE AUSBILDUNG IN DEN BEREICHEN

PSYCHIATRIE UND PSYCHOSOMATIK

1. Orientierung und Einarbeitung

1.1	Psychiatrischo Einrichtung und Ergotherapie-Abteilung * Größe, Organisationsform und Konzeption der Einrichtung * Stellung und Funktion der Einrichtung innerhalb der regionalen psychiatrischen Versorgung * Berufsgruppen und ihre Funktionen im Team * Konzeption und Räumlichkeiten der Ergotherapie-Abteilung * Stellung der Ergotherapie innerhalb des Gesamtkonzeptes der Einrichtung	- die Rahmenbedingungen der jeweiligen Institution beschreiben - die Stellung und Funktion dieser Institution innerhalb der regionalen psychiatrischen Versorgung einschätzen - Zusammensetzung und Aufgaben des Teams beschreiben und den Stellenwert der eigenen Berufsgruppe angeben - die Konzeption der ET-Abteilung beschreiben und sich in den Räumen orientieren - die Stellung der ET innerhalb der Einrichtung einschätzen.
1.2	Beobachten von ergotherapeutischen Behandlungen * Verhalten des/der Patienten * Therapeuten /Patienten-Interaktionen * ggf. gruppendynamische Prozesse * Therapeutische Interventionen * Einsatz und Wirkung ergotherapeutischer Mittel * Aufbau und Verlauf der Therapie * Beobachterrolle	- seine Beobachtungen bezüglich des Verhaltens verschiedener Patienten, therapeutischer Interventionen des Anleiters, der Interaktionen zwischen dem Therapeuten und dem/den Patienten, der gruppendynamischen Prozesse, des Einsatzes und der Wirkungsweise ergotherapeutischer Mittel wiedergeben - Aufbau und Verlauf verschiedener ergotherapeutischer Einheiten vergleichen - die Funktionen der Beobachterrolle erläutern und zu selbst erlebten Situationen in Beziehung setzen

1.3	Beobachtungsergebnisse	
	* Auswertung der Beobachtungen	- im Gespräch mit dem Anleiter die Beobach-tungsergebnisse konkretisieren, strukturieren und kritisch bewerten
	* Mögliche Beobachtungs- und Beurteilungsfehler	- Beobachtungs- und Beurteilungsfehler zunehmend vermeiden
	* Interpretationsansätze	- zwischen Beobachtung, Beurteilung und Interpretation unterscheiden
	* Anwendung von psychiatrischen Fachausdrücken	- das psychiatrische Vokabular zunehmend adäquat benutzen
1.4	Schüler-/Therapeutenrolle	
	* Grundhaltung/Gesprächshaltung	- Kenntnisse über Grund- und Gesprächshaltung anwenden
	* Einstellung gegenüber psychiatrischen Phänomenen	- sich eigener Befangenheit / Vorurteile bewußt werden
	* Kontaktfähigkeit	- die eigene Kontaktfähigkeit überprüfen und bei Bedarf verändern
	* Rolle und damit verbundene Aufgaben	- die eigene Rolle und die damit verbundenen Aufgaben als Therapeut wahrnehmen

2. Arbeiten unter Anleitung

2.1	Befunderhebung	
2.1.1	Systematische Beobachtung von Patientenverhalten unter folgender Fragestellung: * Wie geht der Patient mit sich um? * Wie geht der Patient mit anderen Menschen um? * Wie geht der Patient mit Objekten und Aufgaben um?	- nach vorgegebenen Kriterien gezielt beobachten, die Beobachtungen strukturieren und auswerten - die Beobachtungsergebnisse dem Anleiter/Team vorstellen
2.1.2	Systematische Beobachtung von Störungen/Verhaltensweisen im * kognitiven * affektiven * sozio-emotionalen * psychomotorischen Bereich	
2.1.3	Anamnestische Daten * Medizinische Anamnese * Sozialanamnese * Arbeitsanamnese	- anamnestische Daten sammeln, und auf ergotherapeutische Relevanz überprüfen - Daten für die Arbeitsanamnese erheben und auswerten
2.2	Zielentwicklung * Befundeinschätzung/Befundbewertung	- zwischen den Beobachtungsergebnissen und den ausgewerteten anamnestischen Daten einen Zusammenhang herstellen - die Daten der Befunderhebung analysieren und gewichten
	* Hypothesenbildung	- Schwerpunkte für den Behandlungsansatz herausfiltern und eine Arbeitshypothese aufstellen
	* Zielformulierung	- aus den Behandlungsansätzen unter Berücksichtigung des Reha-Zieles ET-Ziele ableiten, gliedern und begründen

2.3	Behandlungs-/Rehabilitationsplanung * Auswahl der Methoden * Auswahl der Mittel * Inhaltliche und zeitliche Strukturierung * Therapeutische Situation * Therapeutisches Vorgehen/Verhalten	- anhand der vorgegebenen Kriterien und entsprechend der aufgestellten ET-Ziele eine Therapieplanung (oder Teile davon) erarbeiten und begründen - das Ergebnis auf Realisierbarkeit hin mit Hilfestellung vom Anleiter holen überprüfen
2.4	Vorbereitung und Organisation * Arbeitsplatzgestaltung	- Arbeitsplätze nach den jeweiligen Erfordernissen einrichten
	* Einsatz von Werkzeug und Maschinen	- Werkzeug und Maschinen warten und die Sicherheitsvorschriften beachten
	* Arbeitsabläufe	- Arbeitsabläufe als Arbeitsanleitung in Teilschritte untergliedern
	* Tätigkeitsanalysen/Anforderungsprofile	- Tätigkeitsanalysen und Anforderungsprofile erstellen
2.5	Behandlungsdurchführung * Therapiebeginn * Arbeitsphase * Therapieabschluß	- die geplante Therapie (oder Teile davon) durchführen und dabei die Aufgaben in den verschiedenen Therapiephasen wahrnehmen
2.6	Nachbereitung der Behandlung * Reflexion des Therapieverlaufs * Reflexion des Therapeutenverhaltens * Revision und/oder Weiterentwicklung	- den Therapieverlauf beschreiben und auswerten - das eigene therapeutische Verhalten einschätzen - aufgrund der erarbeiteten Ergebnisse das therapeutische Vorgehen ändern oder weiterführen

3.	**Selbständiges Arbeiten**	
3.1	(Weitgehend) selbständige Befunderhebung * Selbständige Kontaktaufnahme mit neuen Patienten * Durchführung systematischer Beobachtung von Patienten * Sammeln und ggf. Komplettieren anamnestischer Daten	- unter Berücksichtigung der verschiedenen Kriterien (weitgehend) selbständig einen Befund erheben und schriftlich ausarbeiten
3.2	(Weitgehend) selbständige Zielentwicklung * Befundeinschätzung/Befundbewertung * Hypothesenbildung * Aufstellen von Behandlungs-/Rehabilitationszielen	- aufgrund der Befundauswertung und der aufgestellten Arbeitshypothese (weitgehend) selbständig Therapieziele formulieren und begründen
3.3	(Weitgehend) selbständige Behandlungsplanung und Vorbereitung	- (weitgehend) selbständig in schriftlicher Form eine adäquate Therapieplanung erstellen und begründen - selbständig die Vorbereitungen treffen und auf Vollständigkeit überprüfen
3.4	selbständige Behandlungsdurchführung	- alle Teile einer Behandlung (weitgehend) selbständig durchführen
3.5	selbständige Nachbereitung der Behandlung * Reflektion und Auswertung * Feedback	- die durchgeführte Behandlung reflektieren und auswerten und im Gespräch darlegen - das eigene Handeln einschätzen und sich mit erhaltenem Feedback auseinandersetzen

4.	**Organisation und Administration**	
4.1	Dokumentation	- den Verlauf von Therapien möglichst unter verschiedenen Systematiken schriftlich darlegen
4.2	Materialverwaltung	- verschiedene Verwaltungsaufgaben durchführen
4.3	Produktionskonzeption	- ggfs. ein Produktionskonzept erstellen

Literaturhinweis:

Neue Reihe Ergotherapie: Empfehlungen zur Durchführung der praktischen Ausbildung an Schulen für Beschäftigungs- und Arbeitstherapie.
Schulz-Kirchner-Verlag, Idstein 1989

VI. Schlußbemerkungen

Das hier vorlegte Curriculum ist im Vergleich zu den bisher vorhandenen Konzepten fächerübergreifend gestaltet.

Die Inhalte der einzelnen Bereiche sind so geordnet, daß sie einer Disziplin, aber nicht einer Personenkompetenz zuzuschreiben sind. Es ist deshalb denkbar, daß Ergotherapeuten Teile aus dem medizinischen oder sozialwissenschaftlichen Bereich unterrichten. Auch daran wird deutlich, daß wir die Ergotherapie in den Mittelpunkt stellen.

Es wird auch keine Unterscheidung zwischen Beschäftigungs- und Arbeitstherapie mehr vorgenommen, vielmehr ist der arbeitstherapeutische Anteil in das Konzept integriert.

Unserer Meinung nach kann dieses Curriculum auch modifiziert übernommen werden. Dazu muß in mehreren Schritten vorgegangen werden:

1. Vergleich mit der bisherigen Ausbildungsstruktur und dem bisherigen Lehrplan vornehmen

2. Entscheiden, ob man sich der fächerübergreifenden Struktur anpassen will oder die Inhalte dieses Curriculum auf die bereits vorhandenen Strukturen "verteilen" will

3. Überlegungen zu Konsequenzen und zur organisatorischen Umsetzung anstellen

4. Probelauf des "neuen Konzeptes" durchführen

5. Die gemachten Erfahrungen auswerten, evtl. revidieren.

Wir hoffen, mit diesem Curriculum einen Grundstein gelegt zu haben, um zumindest exemplarisch aufzuzeigen, wie eine Anpassung von Ausbildungszielen und -inhalten an die heutigen Anforderungen möglich wird. Gleichzeitig soll damit auch ein Konzept vorgelegt werden, das einen Beitrag zur Systematisierung von Ergotherapie in der Psychiatrie leistet.

Die Mitglieder der AG ergotherapeutischer Schulen haben vereinbart, in Zukunft an ihren Schulen dieses Curriculum zu verwirklichen, zu einem späteren Zeitpunkt die Erfahrungen zu reflektieren und evtl. Revisionen vorzunehmen.

Die Arbeit der AG soll mit diesem Ergebnis nicht enden. Die Arbeitsgruppe wird sich nun neuen Aufgaben widmen.

Literaturangaben zum Text

Projektbericht "Überlegungen zur Anpassung der APrO" (Prof. A. W. Lamprecht u.a. 1990)

Rogers, Carl: "Lernen in Freiheit" (1974)

Marquardt, M.: Geschichte und Aufgaben des Verbandes der Beschäftigungs- und Arbeitstherapeuten, Wirtschaftsverlag (1988)

Reisse, W.: Verschiedene Begriffsbestimmungen v. Curriculum in Frey, K. (Hrsg.): Curriculum Handbuch Bd. I, München (1975)

Klafki, W.: in Funkkolleg Erziehungswissenschaften, Bd. 1 + 2

Klafki, W.: Neue Studien zur Bildungstheorie und Didaktik, Weinheim / Basel (1985)